AF460669

DES
VERTIGES DE CAUSE NERVEUSE
OU
VERTIGES NERVEUX

Par M. le Dr E. TRASTOUR,

ANCIEN INTERNE DES HÔPITAUX DE PARIS,

MÉDECIN SUPPLÉANT DES HÔPITAUX DE NANTES.

Ouvrage qui a obtenu la 1re Mention honorable à l'Académie Impériale de Médecine, au Concours de 1857.

NANTES;

IMPRIMERIE DE Mme Ve CAMILLE MELLINET.

1858.

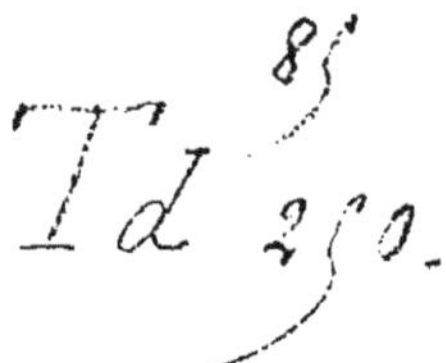

DES

VERTIGES DE CAUSE NERVEUSE

OU

VERTIGES NERVEUX.

Raro morborum aliquid sincerum invenitur.
GALIEN. (*De differentiis morborum*).

PRÉLIMINAIRES.

Du vertige en général.

Une des plus simples et des meilleures définitions du vertige (en latin *vertigo*, de *vertere*, tourner), a été donnée par Rivière (1).

« *Vertigo est falsa imaginatio, in quâ omnia objecta* » *et caput ipsum rotari ac circumagi videntur, ut æger*

---

(1) Lyon, 1657, 9e édition, p. 24.

» *sæpè in terram decidat, nisi propinquis adminiculis ni-*
» *tatur.* » Le vertige est une erreur de l'imagination, par suite de laquelle tous les objets et la tête elle-même paraissent subir un mouvement circulaire et rotatoire, de sorte que souvent le malade tombe à terre, s'il ne trouve un appui à sa portée.

Dans le vertige, ajoute encore cet auteur pour être plus précis, la raison reste intacte et connaît l'erreur de l'imagination, tandis que chez les maniaques et les mélancoliques qui croient à la réalité de leurs idées imaginaires, la raison est affectée avec l'imagination.

Presque tous ceux qui se sont occupés du vertige ont cru de même caractériser suffisamment cet accident par la sensation de *tournoiement*. Cependant, un célèbre praticien de nos jours, trop tôt enlevé à la science, Sandras, a pensé que ce phénomène, plus complexe qu'on ne le suppose, en général, exigeait une définition plus explicite :

« C'est (1), dit-il, un trouble, un embarras momen-
» tané des fonctions cérébrales, avec conservation de la
» conscience individuelle, et, en même temps, avec
» désordre, plus ou moins grand, dans les idées, les
» sensations, la puissance et la coordination des mouve-
» ments. »

L'idée qu'il donne ainsi du vertige, me semble, en effet, plus exacte et plus complète ; mais je regrette l'omission du symptôme le plus remarquable et le plus fréquent, le tournoiement, et, s'il fallait exprimer en peu de mots ma pensée sur le vertige, je dirais :

C'est un trouble spécial, subit et passager des fonctions cérébrales, qui n'atteint ni la conscience, ni la raison, mais peut mettre le désordre dans chacune des fonctions

---

(1) Traité des maladies nerveuses, vol. 1, p. 305.

nerveuses, et produit presque toujours une sensation illusoire de tournoiement.

Il n'est peut-être personne qui n'ait éprouvé des accidents vertigineux ; mais on ne se doute pas de la multiplicité des désordres dont ils peuvent être parfois accompagnés. Qu'on ne se hâte donc point de croire que nous en exagérons les effets, et qu'on nous pardonne les termes nécessairement un peu vagues dont nous avons dû nous servir pour les comprendre tous.

Certains auteurs, même parmi nos contemporains, admettent trois sortes de vertiges :

1° Le vertige *simple*, dans lequel les objets semblent tourner tels qu'ils sont et sans changer de couleur.

2° Le vertige *ténébreux*, *scotodinie* ou *scotomie*, dans lequel la vue est obscurcie.

3° Le vertige *caduc*, dans lequel le malade tombe à terre.

Et, dans cette troisième espèce, on fait entrer le vertige *épileptique*, bien qu'il ne cause pas toujours la chute, bien qu'il ne donne pas la sensation de tournoiement, bien qu'il se manifeste souvent par des symptômes tout autres que les symptômes vertigineux. — Je reviendrai plus tard sur cette question, en traçant le diagnostic différentiel des vertiges nerveux. Mais j'ai besoin de prémunir d'avance le lecteur contre une erreur trop longtemps conservée dans la science, par suite d'un abus de mot. L'expression de *vertige épileptique* est assurément très-exacte et caractérise fort bien l'affection qu'elle désigne. Il ne faut pas cependant que cette dénomination perpétue la confusion regrettable de deux maladies aussi distinctes que le vertige et l'épilepsie.

Quant aux trois sortes de vertiges qui ont été reconnues par nos devanciers, je n'hésite pas à dire, avec Sandras, que cette division ne s'accorde point avec les faits, et ne peut être d'aucune utilité. — Le vertige est un désordre nerveux spécial, comme le délire, la migraine, les convulsions, etc., qui varie dans son expression, dans son intensité, mais qui n'affecte point des formes aussi tranchées que celles qui viennent d'être indiquées.

La nature intime de ce trouble singulier n'est pas plus connue que celle des affections auxquelles je l'ai comparé tout à l'heure ; sans parler avec les vieux auteurs des *esprits subtils*, des *vapeurs* montant du ventre à la tête, la *compression du cerveau*, par suite de la plénitude passagère des vaisseaux sanguins (Landré-Beauvais), ne nous paraît pas une explication assez rigoureuse pour que nous nous y arrêtions. Elle ne pourrait d'ailleurs se rapporter à tous les vertiges.

Le siége même de la sensation vertigineuse a été diversement fixé :

Frédéric Hoffmann le plaçait dans l'œil ; de même, Sauvages, qui distingue deux vertiges, l'un du *tact*, l'autre de la *vue*, explique ce dernier par le déplacement du cristallin ou l'oscillation du sang dans les vaisseaux de la rétine (1) ; mais la plupart des médecins admettent, avec Boërrhaave, pour point de départ du vertige, le cerveau, centre commun des sensations. Seulement, les uns ont voulu le fixer à la partie antérieure, les autres à l'occiput, et Sandras lui-même a écrit (2) : « Que s'il y a » dans le système nerveux, comme l'ont prétendu quel- » ques physiologistes, une force équilibrante des mou- » vements, là où cette force réside, là est le siége anato- » mique du vertige. »

Cet auteur me semble oublier ici que le vertige, de son propre aveu, est un état nerveux très-compliqué, qui ne porte pas seulement atteinte aux fonctions locomotrices, mais peut troubler également toutes les autres fonctions nerveuses. Aussi, le cervelet fût-il reconnu l'agent exclusif de la coordination des mouvements, ce qui n'est pas encore démontré malgré les beaux travaux de M. Flourens, je croirais encore plus sage de laisser à la masse encé-

---

(1) Nosologie méthodique, tom. 7, p. 58, Lyon, 1762.
(2) Bulletin thérapeutique, 1845, vol. 28, p. 249.

phalique tout entière la responsabilité de cette sensation morbide.

En somme, pour le vertige, comme pour l'hystérie, l'épilepsie, l'éclampsie, la chorée, la migraine, etc., on peut exposer ses symptômes, découvrir ses causes productrices ou occasionnelles, en déduire le diagnostic, le pronostic et le traitement. Mais il ne faut pas en demander davantage sur la modification intime, toute particulière des centres nerveux qui lui donne naissance. Tout ce qu'on peut dire, c'est que, sous son influence, comme sous l'influence des maladies que je viens de citer, l'encéphale est impressionné d'une manière spéciale, et, par suite, les fonctions nerveuses perdent, en partie, leur liberté, leur puissance et leur régularité; la conscience voit ce désordre sans pouvoir ni le réprimer, ni en arrêter les effets. — « C'est un phénomène nerveux se passant dans l'appareil nerveux, une affection temporaire et superficielle de ce système. » (M. Trousseau).

Division, classification des vertiges.

S'il y a des accidents vertigineux, et en grand nombre heureusement, dont le médecin n'a point à s'occuper parce que la cause accidentelle qui les fait naître ne laisse après elle aucun motif d'inquiétude, il en est d'autres qui préoccupent beaucoup les malades et pour lesquels ils sont obligés de recourir à nos conseils.

Tout le monde sait que le vertige est un des symptômes avant-coureurs de la congestion et de l'apoplexie cérébrales; mais on ignore, ou plutôt on oublie que c'est aussi un symptôme de faiblesse, fréquent chez les convalescents, les gens épuisés, etc.; que c'est un signe d'appauvrissement du sang; on ne sait guère non plus qu'il y a beaucoup de vertiges dont la cause est un simple trouble de quelqu'une des fonctions nerveuses. Aussi le langage des malades vertigineux est-il à peu près toujours le même: le sang me gêne, je suis menacé d'un coup de sang; et autres variantes du même genre.

Et malheureusement il y a encore beaucoup de praticiens aujourd'hui qui acceptent volontiers, et presque sans contrôle ces idées et ces craintes de leurs clients. — Il y a pourtant d'importantes distinctions à faire entre les vertiges ; il peut n'être pas facile d'en reconnaître les espèces, j'en conviens; mais on ne niera pas, au moins, qu'il ne soit urgent de chercher à les séparer.

Cette nécessité a été sentie par tous les auteurs; mais, hélas! quelle confusion!

Les uns divisent le vertige en : *idiopathique*, ayant son point de départ dans l'encéphale; et *symptomatique*, ayant son origine dans une autre partie du corps ou provenant d'une autre maladie. (Rivière, J.-P. Frank.) De sorte que le vertige le plus simple, le plus bénin, se trouve accollé au vertige qui reconnaît pour cause les plus graves désordres de la substance cérébrale.

D'autres multiplient indéfiniment les espèces : vertige pléthorique, vertige stomachique, vertige accidentel ou mécanique, syphilitique, traumatique, hystérique ou hypochondriaque, par empoisonnement (Sauvages). Vertige par inanition ou par épuisement, vertige des nourrices, vertige des ivrognes (Stoll) (1).

Dans les vertiges de nature nerveuse qu'il s'efforce de séparer des vertiges pléthoriques, M. le professeur Trousseau réunit le vertige épileptique, le vertige lié à certaines affections de l'estomac et le vertige anémique (2).

Sandras (3), sous le nom de vertiges nerveux, étudie, par opposition aux vertiges dus à une lésion matérielle de l'encéphale, tous les vertiges produits par la pléthore, l'anémie, les névralgies, les troubles de la digestion, certains empoisonnements, certains mouvements,

---

(1) Prælectiones. Vienne, 1788, p. 431

(2) Leçons cliniques. Journal Championnière, juillet 1853. — Bulletin thérapeutique, avril 1856.

(3) Bulletin thérapeutique, 1845, t. 28; 1846, t. 31. — Traité des maladies nerveuses.

certaines attitudes, des émotions physiques ou morales, les excès vénériens, enfin, le début de certaines maladies. Et, suivant lui, il y a encore bien d'autres causes de vertige nerveux.

En présence d'une telle discorde, s'étonnera-t-on que l'histoire médicale du vertige soit si peu avancée, malgré les travaux des hommes éminents qui se sont occupés de cette maladie jusque dans ces derniers temps? Et l'Académie de Médecine de Paris n'avait-elle pas d'excellentes raisons pour proposer la question du *vertige nerveux*, comme sujet de l'un de ses prix de 1857.

Ce tableau, peu satisfaisant de l'état de la science à l'égard du vertige, nous offre pourtant un précieux enseignement à recueillir : c'est le consentement unanime des auteurs à fonder leurs divisions sur les causes de cet accident, principe essentiel et d'une importance capitale pour le reconnaître et l'apprécier à sa juste valeur. — Il est juste de remarquer aussi les louables efforts de nos contemporains, MM. Bretonneau, Trousseau et Sandras, pour la distinction des vertiges de nature nerveuse.

En essayant de mettre de l'ordre dans l'étude du vertige, en traitant du vertige nerveux en particulier, nous allons tirer profit des leçons de ces maîtres éminents, et, à l'exemple de tous les écrivains, nous prendrons l'étiologie pour base de notre classification des vertiges. Toute leur histoire sera faite, quand leurs causes seront bien connues et bien appréciées.

Il y a, à mon avis, une manière aussi simple qu'utile de classer les vertiges :

Les uns sont dus à une cause matérielle, agissant directement sur le cerveau; les autres, à un simple trouble fonctionnel de cet organe ou à un autre désordre nerveux.

Tous les vertiges peuvent trouver place dans ces deux catégories si distinctes et si naturelles. Je dirai plus : c'est le seul moyen d'en séparer nettement les espèces que ni les symptômes, ni l'anatomie pathologique, ni les autres divisions, ne sont aptes, nous l'avons vu ou nous le verrons plus tard, à faire suffisamment distinguer.

Poussant les choses à l'extrême, on pourrait dire, à la vérité, que tous les vertiges sont *nerveux;* c'est, en effet, le système nerveux qui est le point de départ et le siége de tous les accidents vertigineux. Par contre, on pourrait aussi soutenir que tous les vertiges sont dus à un désordre matériel. Toute altération dans le jeu d'un organe de notre corps, dit M. Pidoux (1), peut-elle être autre chose que matérielle? Le microscope n'a-t-il pas découvert des lésions caractéristiques des tubes nerveux dans beaucoup de névroses graves ou anciennes, réputées naguère exemptes de lésions de structure?

Mais, ces remarques subtiles, propres à entretenir l'obscurité, ne doivent pas nous empêcher d'isoler les vertiges les uns des autres, et de les ranger, suivant leur différence de cause, dans les deux classes que nous indiquons. Serait-il, en effet, possible d'étudier à la fois le vertige simple, le vertige accidentel et le vertige qui tient à une grave altération encéphalique? N'est-on pas fondé à séparer les cas où il y a une lésion certaine de ceux où il n'y en a pas d'appréciable?

Cette première division faite, il devient facile de mettre chaque espèce de vertige à sa place, et on voit de suite le degré d'importance qu'il convient de lui donner.

Ainsi, pour les *vertiges dus à un désordre matériel*, trois subdivisions se présentent tout naturellement :

1° *Vertiges liés à une lésion matérielle de l'encéphale* (congestion, apoplexie, ramollissement, inflammation, collections et tumeurs de toute sorte; caries, exostoses, fractures du crâne; maladies des membranes, etc.)

2° *Vertiges par altération dans la quantité ou la qualité du sang* (pléthore anémie, fièvres éruptives et typhoïde; grossesse, allaitement, convalescence; suppression d'ulcère, d'un flux quelconque; albuminurie, etc.)

3° *Vertiges par empoisonnement* (opium, tabac, hachisch, belladone, jusquiame, datura, digitale, ciguë,

(1) Union médicale, 6 février 1858, p. 59.

aconit, champignons, ivraie, alcooliques, café, vapeurs de charbon, de sulfure de carbone (M. Delpech), etc.

On voit que tous les vertiges de cause matérielle sont ainsi aisément groupés ; nous pouvons, à présent, aborder l'étude du vertige nerveux, avec l'espoir d'en retirer quelque fruit.

Qu'est-ce que le vertige nerveux ?

Tous les médecins sont familiarisés avec les troubles nerveux des organes de la respiration, de la circulation, de la digestion, etc. ; on n'étonne personne en parlant de spasme du larynx, d'asthme nerveux, de palpitations nerveuses, de dyspepsie névralgique, etc.

Pour l'encéphale aussi, on reconnaît des troubles purement fonctionnels, des désordres non matériels, essentiels ou *nerveux ;* si la migraine, le délire, les hallucinations, les convulsions, etc., sont liés fréquemment à une lésion matérielle du cerveau, souvent aussi ces affections sont essentielles et purement nerveuses. Eh bien ! c'est absolument la même chose pour le vertige ; il est tantôt un symptôme des désordres matériels que nous énumérions tout à l'heure, tantôt un trouble de cause purement nerveuse.

Un vertige de ce dernier genre que chacun connaît, que tout le monde a éprouvé, c'est celui que provoquent le tournoiement, le balancement, la voiture chez quelques personnes ; il peut être considéré comme le type des vertiges nerveux.

Mais il y en a d'autres qui sont dus à des émotions, à des actes intellectuels, à des sensations vives, à des troubles digestifs, etc. Ceux-là sont moins connus, et excitent encore parfois quelque surprise. En vérité, je ne vois pas pourquoi.

Tout se tient dans la machine humaine ; toutes les fonctions, surtout toutes les fonctions d'un même appareil, sont liées par une étroite solidarité et s'influencent réciproquement. Un trouble se manifeste-t-il quelque part, des troubles sympathiques surgissent sur d'autres points. Or, y a-t-il dans l'économie des fonctions plus dépendantes les unes des autres, plus susceptibes de désordres sympathiques que les fonctions du système nerveux ?

Ne voyons-nous pas tous les jours une émotion causer une syncope ou une attaque de nerfs ? Un trouble de la digestion, une odeur forte, donnent lieu à la migraine ; une douleur partant de l'utérus ou de l'estomac, provoque des spasmes et des palpitations, etc., etc. La grossesse nous présente encore une foule de troubles du même genre. Expliquer ces accidents, dits *sympathiques*, n'est certainement pas en notre pouvoir. Il ne faut pas moins les admettre.

De même pour le vertige ; il est certain, tout inexplicable que ce soit, qu'un trouble nerveux, fonctionnel ou morbide, surgissant d'un point quelconque de l'organisme, peut lui donner naissance ; et alors, il me semble, il mérite bien le nom de *vertige nerveux* qui lui a été donné par opposition au vertige qui reconnaît pour cause un désordre matériel.

Toutes les variétés d'origine du vertige nerveux n'empêchent pas qu'on ne puisse réduire à deux, le nombre de ses espèces : le vertige nerveux *accidentel ou passager* et le vertige nerveux *habituel ou à répétition.*

Dans la *première*, la cause est accidentelle et passagère ; l'intervention du médecin n'est à peu près jamais nécessaire. Dans la *seconde*, la cause est habituelle, ou du moins persistante ; les secours de l'art sont souvent réclamés.

L'histoire du vertige nerveux repose aussi entièrement, on le voit, sur la connaissance de ses causes ; leur étude doit par conséquent précéder et dominer toutes les autres études qui se rattachent à cette affection. Mais avant de la commencer, j'ai une remarque à faire.

Dans l'énumération des causes du vertige nerveux, il s'en trouvera pour lesquelles on ne manquera pas de dire : mais voilà des causes matérielles ; comment se trouvent-elles rangées au milieu des causes nerveuses ? Par exemple les vers intestinaux, la grossesse, la constipation, la présence même des acides dans l'estomac. Il est facile de répondre à cette objection.

Le vertige qui se montre sous l'influence de ces conditions matérielles, sans complication, pour la grossesse, d'altération du sang, pour la constipation, de congestion cérébrale, est bien un vertige nerveux, un vertige d'origine nerveuse.

En effet, comment l'action physique et mécanique de ces causes pourrait-elle provoquer des accidents vertigineux, puisqu'elle s'exerce sur d'autres organes que sur le cerveau, qui est évidemment le siége et le point de départ de ces accidents ? Ce n'est donc pas leur influence matérielle et directe qui peut déterminer cette sorte de désordre. Mais quand elles se rencontrent avec une prédisposition particulière, une susceptibilité exagérée, une intolérance spéciale des parties du système nerveux, avec lesquelles elles se trouvent en contact, alors les phénomènes vertigineux peuvent se montrer, par suite des relations sympathiques si étroites qui unissent toutes les fonctions et toutes les branches de l'appareil nerveux.

Derrière une cause d'apparence matérielle, il y a donc bien, en réalité, dans ces cas-là, un trouble nerveux qui est la véritable source du vertige ; celui-ci doit par conséquent prendre rang parmi les vertiges nerveux.

Des causes du vertige nerveux.

Il y a d'abord des causes qu'on peut appeler *déterminantes,* qui sont connues et avouées de tout le monde : ainsi le tournoiement, les mouvements rapides, les secousses violentes et prolongées, conditions qui se trouvent isolées ou réunies, dans une foule de circonstances, telles que la valse, le jeu de l'escarpolette, les voyages en voiture, la navigation, etc.

Ces causes méritent bien le nom de *déterminantes,* puisqu'elles peuvent, à elles seules, produire à peu près constamment le vertige. Sans doute le degré d'intensité qu'elles doivent atteindre, la durée qu'elles doivent avoir pour produire leur effet, varient beaucoup suivant les individus; mais enfin cet effet finit toujours par être obtenu, aussi bien pour les animaux que pour l'homme, quand on le veut, ou dans certaines circonstances données. Ainsi le tournoiement rapide cause plus ou moins vite, mais infailliblement, le vertige. On le sait aussi, dans les tempêtes, peu de marins, même parmi les plus aguerris, échappent au mal de mer, ce singulier état auquel la sensation vertigineuse a tant de part.

Mais laissons là les causes déterminantes; le médecin n'a pas à se préoccuper des moyens artificiels, des circonstances exceptionnelles qui peuvent produire sûrement le vertige.

Quand, sous l'influence des actes les plus simples, les plus ordinaires de la vie, le vertige se montre à tout instant, on conçoit, au contraire, que le malade, inquiet et tourmenté, se hâte de demander nos avis.

Il y a des gens qui apportent, pour ainsi dire en naissant, ou qui acquièrent une prédisposition très-réelle et très-marquée pour les accidents vertigineux. Je suis surpris de n'avoir trouvé cela noté dans aucun auteur. Avec un peu d'attention, il est pourtant facile de s'assurer que, chez certains individus, la susceptibilité pour le vertige est aussi grande qu'elle l'est, chez d'autres, pour les palpitations, les spasmes, les attaques de nerfs, la migraine, etc. On les voit, en effet, accessibles à toutes les causes de vertige, même les plus légères et les plus insignifiantes.

Quand on étudie les causes des palpitations nerveuses du cœur, on a soin, après avoir mis de côté les altérations organiques et les altérations du sang, dont elles sont un des symptômes, d'indiquer les circonstances qui préparent ou développent une prédisposition à cette affection; puis on note les causes occasionnelles qui lui donnent lieu de se manifester.

C'est ce qu'il faut faire aussi pour le vertige nerveux, désordre spécial des fonctions cérébrales, comme les palpitations nerveuses sont un désordre spécial des fonctions du cœur; il a également des *causes prédisposantes* et des *causes occasionnelles*.

A la tête des *causes prédisposantes*, il faut mettre, évidemment, le *tempérament nerveux* et toutes les conditions d'âge, de sexe, de constitution, d'habitudes, de profession, qui le développent ou le produisent. Mais je n'ai rien à dire de plus à cet égard, qui n'ait été répété mille fois pour toutes les maladies nerveuses. En examinant les principales variétés du vertige nerveux, j'indiquerai seulement celles de ces conditions générales qui les favorisent le plus.

Nous trouvons ensuite, comme causes prédisposantes, divers troubles purement fonctionnels ou morbides du système nerveux, tant de la vie de relation que de la vie organique.

Ainsi, la disposition aux accidents vertigineux est parfois préparée par des affections morales, des travaux intellectuels, des sensations vives, trop répétées ou trop prolongées; par des douleurs de tête; des névralgies de la face; les excès de fatigue, de plaisir ou de souffrance; l'état de convalescence, l'hystérie, l'hypochondrie; les troubles de la digestion, la dyspepsie acide surtout; la présence des vers dans l'intestin; la constipation et la grossesse dégagées de toute complication; les déplacements de l'utérus, etc.

Chez les individus sujets aux accès vertigineux, soit naturellement, soit par suite des causes précédentes, il n'est besoin, pour ainsi dire, que d'un prétexte pour que ces désordres se manifestent.

Une émotion, une sensation un peu vive, la vue d'un objet repoussant ou antipathique, la situation dans un lieu élevé, la contemplation d'un objet en mouvement, la contention d'esprit, une conversation prolongée, une douleur, un mouvement brusque, la vacuité ou une surcharge de l'estomac, la faim, le vomissement, la syncope, voilà tout autant de causes occasionnelles de vertige.

Je dois dire, pour être exact, que, dans la plupart des cas, le vertige nerveux prend sa source dans l'association de plusieurs causes prédisposantes et de plusieurs causes occasionnelles; souvent même des influences matérielles viennent se mêler aux influences nerveuses. C'est gênant pour les classifications, mais c'est ainsi : *Rarò morborum aliquid sincerum invenitur* (1). Voyez, par exemple, pour un des vertiges les plus communs et les plus simples, celui qu'on éprouve après avoir tourné, après avoir valsé. Il y a d'abord le mouvement de tournoiement imprimé au corps, puis la sensation illusoire que l'œil éprouve de la part des objets environnants et qui persiste même dans les premiers instants de repos.

De même en voiture, dans les voyages sur mer, les secousses ou les oscillations subies par tout le corps, par les centres nerveux surtout, les sensations inusitées causées par le mouvement et l'agitation de tout ce qui frappe la vue, souvent encore un air confiné, des odeurs désagréables, contribuent à la fois aux accidents vertigineux.

Le vertige, lié à la surabondance des acides dans l'estomac, se montre presque toujours, comme le dit très-bien M. le professeur Trousseau, chez des sujets qui ont commis des excès de table, de veille et de plaisir.

Le vertige des femmes grosses est quelquefois purement nerveux; mais tantôt la pléthore, tantôt et peut-être plus souvent l'hydrémie (M. Cazeaux), contribuent à son développement.

Le vertige des convalescents est non moins anémique que nerveux.

Il y a donc lieu de répéter avec Galien, que les maladies présentent rarement quelque chose de simple et de pur. — Mais, voulant être un historien fidèle, je devais signaler ces faits, sur lesquels d'ailleurs j'aurai à revenir plus d'une fois.

---

(1) Galien. *De differentiis morborum.* (Cours de M. Andral, publié par M. Tardivel.) Union médicale, t. 10, n° 77.

Je n'ai fait, jusqu'à présent, qu'énumérer les causes du vertige nerveux et apprécier le rôle habituel qu'elles affectent; les détails, nécessaires sur chacune d'elles, viendront plus à propos tout à l'heure, quand je ferai l'étude des principales variétés de cette affection.

Espèces et variétés du vertige nerveux.

J'ai déjà dit que tous les vertiges nerveux pouvaient être divisés en deux espèces : les uns *accidentels* ou *passagers*, les autres *habituels ou à répétition*, suivant que la cause qui leur donne naissance présente elle-même des caractères de fugacité ou de permanence (1).

Les variétés du vertige nerveux tiennent de même à la diversité des causes qui le produisent. Car, si chacune de ses causes ne laissait pas sur lui une certaine empreinte, cet accident serait toujours le même, se présenterait toujours avec la même physionomie.

Sandras a écrit que les symptômes vertigineux ne variaient pas, quelle que fût leur cause : pléthore, anémie ou trouble nerveux. Cette proposition me semble trop absolue. Il est évident que le vertige est toujours, au fond, un symptôme identique, une sensation particulière, un trouble nerveux spécial qui ne change pas de nature. Mais ce symptôme, cette sensation, ce trouble change d'aspect nécessairement suivant qu'il est entouré, et, pour ainsi dire, revêtu des signes particuliers de la pléthore, de l'anémie, des affections organiques cérébrales, ou bien d'un désordre purement nerveux. C'est tout simple; les caractères de ces états morbides ne peuvent ni se confondre ni s'annihiler devant une de leurs manifestations, le vertige. Si donc il n'est pas possible d'établir

---

(1) Je suis heureux de pouvoir aujourd'hui appuyer cette division de l'autorité de M. le professeur Chomel, qui l'adopte aussi pour les troubles essentiels des fonctions digestives, les dyspepsies.

entre les vertiges de diverses sources une distinction radicale d'après les symptômes vertigineux eux-mêmes, cette distinction peut être faite cependant d'après les symptômes concomitants, et c'est dans ce sens, avec cette réserve, que la proposition de Sandras doit être comprise et peut être acceptée.

Je reviens toujours à mes comparaisons. Les palpitations, les migraines, les accès d'asthme, quelle que soit leur cause, matérielle ou nerveuse, ont aussi des caractères propres, des phénomènes essentiels qui ne varient pas ; mais ces affections n'en reçoivent pas moins, de la cause dont elles dépendent, un certain cachet particulier, des symptômes nouveaux qui, en général, au moins, révèlent leur source et permettent de les distinguer.

De même, nous trouverons dans les vertiges nerveux dont nous allons faire la revue, des variétés sensibles ; elles ne sont pas non plus, je l'avoue, tellement tranchées qu'il soit toujours aisé de distinguer les vertiges nerveux, tant les uns des autres, que des autres vertiges. Leur cause, voilà leur vrai et leur seul caractère distinctif bien positif ; l'important, c'est de la découvrir ; mais, pour la découvrir, il faut savoir la chercher.

PREMIÈRE ESPÈCE DE VERTIGES NERVEUX.

Vertiges nerveux accidentels ou passagers.

Vertigo fugax, accidentalis (*de Sauvages et autres auteurs.*)

Ce sont surtout des troubles nerveux provenant du système nerveux de la vie de relation qui donnent lieu à cette première espèce ; rarement morbides, le plus souvent purement fonctionnels, toujours passagers, ils ne peuvent occasionner, on le conçoit facilement, que des désordres d'importance tout à fait secondaire, sur lesquels, par conséquent, nous n'insisterons pas beaucoup. Mais ils nous prépareront utilement à l'étude des vertiges de la seconde espèce.

Le vertige peut se montrer sous l'influence de la peur, de la colère, ou d'une autre émotion, telle que celle provoquée par la vue d'un objet repoussant, une antipathie particulière, la situation sur un lieu élevé...

Je n'ai pas besoin de dire qu'il faut avoir une prédisposition notable au vertige pour l'éprouver dans ces cas-là ; toutefois, on a peine à comprendre la susceptibilité extrême de certains individus. Quoi de plus bizarre, par exemple, que ce fait, raconté par Sandras, d'un homme robuste qui ne pouvait marcher sur les trottoirs d'asphalte, sans éprouver un vertige bien caractérisé ? A la vérité, on rencontre parfois d'autres effets sympathiques non moins singuliers et non moins inexplicables. Whytt cite une femme qui se trouvait mal lorsqu'elle avalait un peu de noix muscade ou qu'on en mettait en contact avec quelque partie de son corps. Le célèbre Le Kaën ne pouvait manger quelques fraises sans être pris de convulsions.

Beaucoup d'individus ne peuvent s'élever au-dessus du sol et surtout regarder en bas d'un lieu élevé sans éprouver les accidents vertigineux. Cela tient, je crois, surtout à un effroi involontaire, dont on a conscience, mais dont on ne peut se rendre maître, bien qu'on sente parfois intérieurement qu'il n'est pas fondé. On marche sans broncher sur une poutre qui repose à terre et l'on n'ose pas gravir et surtout descendre un sentier ou un escalier beaucoup plus large que cette poutre, parce que, de chaque côté, on voit l'abîme. Une balustrade de fer ou de pierre bien solide, bien haute et bien large, ne suffit pas pour rassurer le vertigineux au sommet d'un édifice.

J'ai lu quelque part qu'un voyageur, un savant, dans une excursion sur une des hautes cîmes des Pyrénées, fut pris d'un vertige si intense, que, ne se trouvant pas assez en sûreté contre lui-même en restant étendu à terre, il pria un de ses compagnons de s'asseoir sur lui pour l'empêcher de rouler au fond des précipices. Parfois, l'influence de la raréfaction de l'air qui provoque, dans les ascensions, assez souvent des hémorrhagies, peut être aussi pour quelque chose dans ces accidents vertigineux.

Outre la sensation caractéristique de tournoiement, dans cette première variété de vertige nerveux, il peut y avoir trouble de l'intelligence, de la volonté, des sens et surtout de l'ouïe et de la vue; les oreilles tintent; l'œil est assiégé de sensations illusoires et fatigantes; l'harmonie qui préside à l'action musculaire est rompue; la marche, la station sont souvent impossibles.

On s'aguerrit par l'habitude, en général, contre cet accident; certaines personnes cependant ne peuvent en triompher. D'un autre côté, il est bon de savoir que l'immunité acquise peut disparaître à la suite d'un excès, d'une indisposition, d'une maladie. C'est ce qui explique pour les charpentiers, les couvreurs, les maçons, les marins, etc., bien des malheurs que la prudence eût pu prévenir.

On entend quelquefois, dans le monde, des individus faibles, des femmes nerveuses se plaindre d'un tournoiement de tête à la suite d'une longue visite ou d'une conversation animée.

Une méditation profonde, une attention soutenue à une lecture ou à un discours, un exercice immodéré des facultés intellectuelles peuvent de même occcasionner le vertige.

« Quelqu'un, dit le docteur Crichton (1), qui n'est pas familiarisé avec un sujet pour l'intelligence duquel il faut une vive et constante attention, deviendra vertigineux en écoutant une autre personne parlant trop vite sur ce sujet. Je connais une dame, ajoute-t-il, d'une constitution délicate, mais d'une grande intelligence, qui, à entendre une

(1) Mental dérangement, vol. 1, p. 333.

longue suite de raisonnements, débitée rapidement, devient constamment vertigineuse. Elle fait d'abord un puissant effort d'attention pour saisir distinctement tout ce qui est dit ; et, comme la question ne lui est pas familière, elle fait aussi effort pour retenir chacune des idées dans l'ordre de leur développement.

« D'un autre côté, la volubilité de la personne qui parle accumule de nouvelles pensées dans son esprit avant qu'elle puisse se dégager de celle qu'elle examinait. Il arrive alors que l'attention s'affaiblit au point d'être irrégulière, et les idées se pressant en foule et contre sa volonté dans son esprit, il y a un vertige momentané suivi de l'abolition de la pensée. »

Je citerai plus loin un fait confirmatif de celui-ci ; mais pour le moment je me contente de compléter l'énumération des phénomènes vertigineux qui peuvent surtout se montrer dans ces circonstances. Ils prédominent, c'est tout naturel, du côté de l'encéphale ; à la difficulté de penser, d'associer ses idées, de s'exprimer, s'ajoutent une sensation de fatigue de la tête, des sifflements d'oreilles, des bluettes devant les yeux ; enfin, par suite d'un mouvement un peu brusque, de l'inclinaison de la tête, d'un regard jeté sur une assemblée ou fixé sur un objet, la tête tourne ; des bouffées de chaleur vers la face alternant avec de la pâleur, quelquefois des palpitations, voilà ce qu'on peut observer alors et ce que chacun de nous a peut-être éprouvé plus d'une fois.

Ces phénomènes sont du reste très-fugaces, et les facultés recouvrent bientôt toute leur intégrité.

Je dois noter, en passant, qu'à l'élément nerveux se joint ici assez souvent un élément matériel, un mouvement congestif vers la tête, qui, on le sent, ne doit jamais être négligé. Ce sont, en effet, les gens livrés aux travaux de l'esprit qui sont le plus souvent atteints de cette sorte de vertige ; leurs occupations, leurs habitudes sédentaires, etc., les disposent à la congestion cérébrale. Il ne faudra donc pas perdre de vue la possibilité de cet accident si sérieux.

Des sensations vives, trop rapprochées ou trop prolongées, peuvent aussi provoquer le vertige; des sensations visuelles surtout: ainsi la contemplation d'un objet en mouvement, d'une roue qui tourne, de la foule qui s'agite, de voitures qui se croisent, d'un miroir continuellement agité (Whytt), de l'eau courante, le passage subit de l'obscurité à la lumière, l'impression prolongée d'une vive clarté. Souvent aussi c'est en marchant près d'une grille éclairée par le soleil, ou bien en arrivant dans une chambre dont la tapisserie présente des rayures longitudinales ou des couleurs éclatantes que les individus prédisposés deviennent vertigineux. (M. Trousseau). Deux personnes m'ont dit être ou avoir été sujettes au vertige quand elles prenaient l'air, l'une le matin à jeûn, l'autre après son repas.

Un bruit aigu ou très-intense, une odeur pénétrante peuvent encore causer le vertige. Une dame hystérique que je soigne et qui est très-sujette au vertige pour peu qu'elle s'applique à lire, qu'elle marche un peu vite dans la rue, qu'elle entende le claquement d'un fouet, ayant répandu, par mégarde, dans son mouchoir, du vinaigre anglais, a éprouvé instantanément la sensation vertigineuse avec un sentiment de défaillance, pâleur de la face, etc.

Je dois dire que la susceptibilité naturelle de cette personne était encore augmentée, en ce moment, par l'influence d'une rétroversion utérine et de l'anémie.

Notre confrère, M. le docteur Hélie, m'a dit avoir éprouvé en 1832, un état vertigineux par suite de l'impression désagréable de l'odeur que répandaient alors les cholériques. Et il a bien remarqué que la vacuité de l'estomac augmentait beaucoup sa susceptibilité.

La migraine, les névralgies, les douleurs rhumatismales et goutteuses s'accompagnent assez souvent de phénomènes vertigineux.

J'ai vu un malade atteint de névralgie du nerf sous-occipital qui en éprouve très-fréquemment.

M. Duchenne, de Boulogne, et avant lui J.-P. Franck, ont observé le vertige à la suite de l'électrisation de la face. Mais, dans ce cas-là, en vertu de l'aphorisme : *ubi dolor , ibi fluxus,* il faut admettre encore un mouvement de sang vers la tête que j'ai remarqué plusieurs fois, que chacun a pu constater dans des circonstances analogues. Les accidents que M. Duchenne a eu la bonne foi d'avouer, l'épistaxis que Franck observa sur la malade dont il électrisait l'oreille démontreraient, s'il en était besoin, et la réalité et l'importance de cet élément congestif.

Les désordres vertigineux que l'on peut surtout observer dans cette troisième variété, ont été longuement décrits par MM. Trousseau et Sandras. Comme dans toutes les autres, c'est du côté des organes qui supportent le trouble primitif d'où résulte le vertige, c'est-à-dire ici vers les organes des sens, l'œil surtout par conséquent, que les symptômes variés et bizarres se manifestent.

On voit tout tourner autour de soi, même en fermant les yeux. Tantôt les objets sont bouleversés, tantôt doubles ou séparés en deux. On n'a plus une idée nette de la position et de la configuration réelles des choses, du haut, du bas, de la distance, du dessin, des couleurs ; ou bien ce sont des nuages, des vapeurs, des formes ou confuses ou lumineuses qui se promènent dans l'espace ou passent sur les yeux.

Souvent aussi il y a des bourdonnements d'oreille ; le toucher est incertain ou obtus ; j'ai vu un malade qui éprouvait un engourdissement dans la main remontant dans le bras et la face et simulant l'aura épileptica ; on ne sait si les pieds appuient sur un plan fixe ou mobile ; on éprouve un malaise indéfinissable, des nausées, une sorte de tendance à la syncope ; la face rougit et pâlit alternativement, etc.

Certaines personnes sont troublées et émues par le simple passage d'une voiture, à côté d'elles, dans la rue ; elles se croient emportées par elle ; de même quand elles regardent l'eau courante, une roue en mouvement.

Le vertige peut être occasionné encore par la faim

ou seulement la vacuité de l'estomac, ou, tout au contraire, par une surcharge accidentelle de cet organe.

Tout le monde sait que lorsque le besoin de manger n'est pas satisfait assez vite, la tête tourne facilement. Une personne dont je citerai plus loin l'observation, est prise très-souvent de vertige, le matin à jeûn. « La condition vitale du ventricule gastrique, dit Sandras (1), sous l'influence de laquelle on voit le plus souvent se produire le vertige, est celle qui résulte du besoin non satisfait de la faim. » En pareil cas, la station debout, la démarche, sont incertaines et irrégulières; des chutes même peuvent avoir lieu et causer des méprises. Ainsi, à un examen superficiel, on a cru ivres des malheureux qui manquaient depuis longtemps de nourriture.

D'un autre côté, souvent la surcharge de l'estomac, une digestion pénible par quelque cause que ce soit, à plus forte raison une indigestion, le vomissement, la syncope, s'accompagnent de même de la sensation et des symptômes vertigineux.

Ces faits sont trop communs pour que j'aie besoin de m'y arrêter; ils sont néanmoins utiles pour l'intelligence de certains états vertigineux plus complexes, le mal de mer par exemple.

Il est impossible, en effet, de séparer le mal de mer des vertiges causés par la valse, l'escarpolette, la voiture, les chevaux de bois, etc. Les auteurs même qui donnent de cette indisposition une explication toute différente de celle généralement admise : les secousses réitérées, le changement incessant du centre de gravité de l'encéphale, M. Sémanas, par exemple, qui l'attribue à un miasme, particulier à la mer, reconnaissent encore l'influence très-grande du tangage, du roulis et autres causes adjuvantes, l'odeur de la cale, la vue de la mer, des personnes qui vomissent, etc.

---

(1) Bulletin thérapeutique, 1846, p. 323.

En outre, le même auteur distingue trois degrés du mal de mer : le premier, constitué par les *symptômes vertigineux ;* le second, par ces mêmes symptômes, et de plus, des *symptômes gastriques :* le troisième enfin, par le *collapsus.*

La part du vertige dans le mal de mer est donc considérable de l'aveu de tout le monde, et nous pouvons, sans témérité, regarder cet état morbide comme le type le plus élevé des vertiges nerveux. Le vertige amène le vomissement, le vomissement rappelle à son tour le vertige, et la suite indéfinie de ces accidents conduit le patient au collapsus ; est-il besoin d'une plus longue esquisse pour établir la ressemblance parfaite du vertige marin et des autres vertiges nerveux ?

Avec un tournoiement rapide et prolongé, on peut d'ailleurs produire artificiellement tous les effets du mal de mer le plus intense :

« Il y avait autrefois, dit Franck, dans quelques provinces de l'Allemagne, un châtiment pour les prostituées, qui consistait à exposer ces misérables filles sur la place du marché et devant tout le monde, dans des cages de bois, étroites et mobiles, que l'on faisait tourner avec une grande rapidité. Au bout de quelques minutes, les malheureuses, très-bien portantes un instant auparavant, étaient prises de vertige, en même temps que de vomissements et de diarrhée, et tombaient presque sans vie (1).

Une certaine machine rotatoire, inventée par Darwin et destinée à soumettre les aliénés à un pirouettement artificiel qui leur a quelquefois été utile, produit, au rapport de Cox qui l'a surtout préconisée, les effets suivants, qu'il compare, lui aussi, à ceux du *mal de mer* : pâleur, état de faiblesse subit, des vertiges, des nausées, des vomissements, quelquefois une abondante excrétion d'urine, et tout cela aussi

---

(1) Tome 2, p. 404.

bien sur les aliénés que sur les personnes saines. Seulement, les premiers en retirent souvent le bénéfice d'un sommeil doux et paisible, et des malades se sont trouvés guéris en se réveillant. (Georget, Dict. en 30 v., folie.)

Je tiens de notre honorable confrère, M. le docteur Aubinais, que les bœufs transportés à Paris par le chemin de fer éprouvent, tant sous l'influence du mouvement rapide des wagons que sous celle de l'effroi que leur occasionne le sifflet de la locomotive, un tremblement général, une diarrhée très-abondante, et arrivent à leur destination en si mauvais état que beaucoup de marchands ont renoncé à ce mode de transport. Je crois, comme M. Aubinais, qu'il y a lieu de rapprocher les accidents éprouvés par ces animaux, dans ces circonstances, des accidents vertigineux.

Je ne veux pas insister davantage sur les vertiges nerveux accidentels. Il y a des gens qui en éprouvent rien qu'à rester debout ou en se tenant sur un seul pied assez longtemps; je passe de suite à la seconde espèce de vertiges nerveux, qui n'offrent pas seulement, comme la plupart de ceux-ci, un simple intérêt de curiosité, mais une importance pratique très-réelle et très-sérieuse.

DEUXIÈME ESPÈCE DE VERTIGES NERVEUX.

Vertiges nerveux habituels ou à répétition

Ce sont les vertiges de cette deuxième espèce qui doivent surtout fixer notre attention ; j'en ai déjà indiqué la raison : c'est presque exclusivement pour eux que nous sommes consultés , parce qu'ils effraient les malades et se répètent souvent avec persistance.

De plus , leur cause est souvent obscure , complexe ;

le malade ne s'en doute pas ou ne s'en rend pas compte, et le médecin lui-même a quelquefois peine à la trouver et à la reconnaître. C'est que souvent cette cause est un trouble des fonctions du système nerveux de la vie organique, dont les actes et les rapports sympathiques sont, sinon plus nombreux et plus bizarres, du moins plus mystérieux et plus cachés que ceux du système nerveux de la vie de relation. Cette cause enfin est souvent un état morbide, ou une association d'états morbides, pour lesquels l'art doit nécessairement intervenir.

Quelques-uns de ces vertiges sont assez connus, grâce surtout aux travaux de Sandras, de M. Bretonneau, et aux leçons de M. Trousseau. Cependant, beaucoup de praticiens les méconnaissent encore, s'en effraient et les traitent comme des maladies bien plus graves, et ce traitement rigoureux, loin d'atténuer le mal, l'augmente notablement, ce qui décourage et désespère les malades.

Il y a d'abord un certain nombre de vertiges *accidentels* qui peuvent devenir *habituels,* leur cause, de passagère, devenant permanente. Ainsi les chagrins, la tristesse, la contention habituelle de l'esprit, les travaux intellectuels, incessants et exagérés, peuvent, tant par leur action directe sur les fonctions cérébrales, que par l'altération consécutive des autres fonctions, donner lieu à une affection vertigineuse.

Les symptômes seront les mêmes que dans les vertiges accidentels; seulement leur renouvellement fréquent, la fatigue, le tourment qui en résultent pour le malade, suffiront pour dénoter l'importance plus grande qu'il faudra leur attribuer.

Je me bornerai à citer ici un exemple de vertige nerveux, dû à l'abus des travaux de l'esprit.

1re OBSERVATION.

Un de mes proches parents, âgé aujourd'hui de 55 ans, de forte constitution, mais un peu lympathique, chargé d'embonpoint, pâle de figure, ayant exercé une profession qui exigeait une grande assiduité au travail de cabinet, éprouva fréquemment les accidents que je vais relater.

Fatigué par les affaires, recevant beaucoup de visiteurs, prenant peu d'exercice, il sentait tout-à-coup une palpitation du cœur; il entendait un sifflement ou un bruissement dans les oreilles, mais sans battement des artères du cou et des tempes; il pâlissait constamment, des idées incohérentes se pressaient en foule dans son esprit, sans qu'il pût s'y soustraire, ni s'arrêter à aucune; enfin il sentait qu'il allait perdre la conscience de son être; s'il était assis, il était obligé de se lever et de marcher pour dissiper ces sensations vertigineuses; couché, il se mettait sur son séant; se trouvant pris, une fois, à table, des mêmes accidents, il avala bien vite un verre de vin, et ils disparurent.

Il a bien remarqué qu'ils revenaient surtout quand, causant avec plusieurs personnes, il était astreint à écrire en même temps le résultat de la conversation; il était alors d'une extrême irritabilité. A jeûn, il était, et il est encore très-sujet au vertige; par exemple, s'occupant de travaux de jardinage pour se distraire, il ne peut monter dans une échelle avant déjeûner; le travail de tête le fatigue aussi beaucoup plus avant qu'après le repas. Il n'a jamais pu monter sur des édifices; quand il conduit sa voiture, il ne peut aller vite sans être affecté de vertige; l'agitation de la foule lui produit le même effet.

Ces accidents ont été assez intenses, ont inquiété assez le malade, pour le faire renoncer, d'après l'avis de Marjolin, à l'exercice de sa profession. Ils sont infiniment moins fréquents aujourd'hui.

Je noterai, pour compléter l'observation, que cette personne ne présente et n'a jamais présenté aucun signe de congestion cérébrale, ni de dérangement des fonctions digestives; l'habitude de fumer ne paraît avoir été pour rien, dans l'origine de ces phénomènes morbides, car ils ont cessé malgré sa continuation. —

Ce fait montre bien la prédisposition innée que j'ai dit exister chez quelques personnes pour les accidents vertigineux, en même temps qu'il sert à prouver l'influence très-positive des travaux intellectuels exagérés sur leur développement.

A propos des vertiges accidentels de la même source, j'ai noté la possibilité de la congestion cérébrale comme complication ; dans les vertiges habituels, il y a peut-être moins à s'en préoccuper. L'abus prolongé des travaux de l'esprit, les affections tristes, ont souvent une action débilitante et dépressive sur l'économie ; les fonctions nutritives languissent, la digestion est fréquemment troublée, de sorte que l'anémie se montre plus souvent comme phénomène consécutif, que la pléthore et la congestion active comme complication. Si, du reste, la constitution et le tempérament de l'individu ne prêchent pas dans ce dernier sens, il ne faudra donc pas, en général, se laisser influencer par les idées, par les craintes du malade, qui se croit toujours menacé d'un coup de sang ; il ne faudra même pas s'en rapporter aveuglément à certains symptômes, accusés par le patient, la rougeur subite de la face, des tintements dans les oreilles, la sensation d'un mouvement de sang vers la tête sitôt qu'il s'applique, etc. — Comme dans la chlorose et l'anémie, ces phénomènes s'observent bien souvent, et cependant il ne serait pas rationnel d'en tirer une indication pour l'emploi des émissions sanguines.

La diminution des parties solides du sang et l'augmentation de la partie aqueuse, d'où résulte souvent, comme l'a établi, avec raison, M. Beau, une véritable pléthore séreuse ; de plus la disposition très-marquée aux perturbations nerveuses qui existe dans ces conditions, expliquent bien la facilité de ces mouvements sanguins ; mais leur courte durée, leur remplacement par des phénomènes tout opposés, la pâleur, un sentiment de faiblesse et de défaillance, sans parler des données plus positives fournies par l'appareil circulatoire, permettent ordinairement d'éviter une méprise.

Nous avons vu des vertiges accidentels causés par des sensations, des douleurs névralgiques passagères, nous ne serons donc pas étonnés de trouver des vertiges habituels succédant à l'épuisement de la faculté de sentir, par les plaisirs, les veilles, le travail ou la douleur.

Toute fatigue, qu'elle soit générale, ou spéciale seulement à certains sens, à certains appareils, à certaines fonctions, toute dépense exagérée d'influx nerveux peut être l'origine d'accidents vertigineux répétés. L'état de convalescence, qui est un état d'épuisement par la maladie, doit aussi trouver place à côté des causes précédentes; mais on n'oubliera pas que l'anémie a beaucoup de part dans les vertiges des convalescents (1).

L'abstinence trop prolongée, est aussi la source de désordres vertigineux tout-à-fait analogues. « *Plures sunt*, dit Stoll, *inter monachos præcipue, qui ex loco editiori, aut sacra facere aut ad populum dicere, ob vertiginem Cadendi que metum nullâ ratione queunt.* »

Certains malades qui, à tort, préoccupés de l'idée d'un coup de sang, diminuent la quantité de leurs aliments dans la crainte de donner lieu à cet accident par la réplétion de l'estomac, prennent donc une mauvaise voie pour atténuer les phénomènes vertigineux qui les inquiètent.

L'onanisme est souvent la cause du vertige chez les jeunes sujets (Stoll). L'abus de l'acte vénérien a souvent aussi le même résultat pour les adultes. Sandras a particulièrement insisté sur ce point (2) : « Il n'y a alors, dit-il, ni congestion, ni défaut de sang vers le cerveau, et cependant le vertige le mieux caractérisé existe. Les individus sont titubants comme dans l'ivresse, manifestent la crainte d'une apoplexie foudroyante, tandis que des con-

---

(1) Becquerel et Rodier. Chimie pathologique. Anémie de convalescence.

(2) Sandras. Traité des maladies nerveuses, t. 1, p. 313.

seils sérieux de modération sont la seule prescription à donner pour prévenir le retour des accidents. »

L'anémie suit aussi bien souvent les excès de ce genre.

L'exercice immodéré de l'activité musculaire peut, à lui seul, amener l'affection vertigineuse.

IIe OBSERVATION.

Ainsi, j'ai vu, il y a deux ans, un roulier qui, pour suppléer son maître malade, avait été obligé de marcher, jour et nuit, pendant trois semaines, avec de très-courts intervalles de repos. Cet homme avait des étourdissements continuels ; il voyait tout tourner autour de lui ; il était titubant, pâle, les traits tirés. Cependant, pas de souffle anémique dans les carotides, pas de signes de congestion encéphalique, pas de troubles gastriques ; rien, enfin, pour expliquer le vertige incessant qui le tourmentait, qu'une fatigue extrême. —

Les vertiges de l'ivresse doivent être classés parmi les vertiges par empoisonnement ; d'autre part, ceux des vieux ivrognes peuvent faire soupçonner des lésions organiques, l'oblitération des vaisseaux du cerveau. Mais les vertiges qui suivent une débauche ou une série de débauches doivent être rattachés aux vertiges nerveux que nous étudions actuellement.

Stoll remarque avec justesse que les individus adonnés aux boissons alcooliques, paraissent vigoureux et bien portants, marchent d'un pied ferme et s'acquittent très-bien de leurs travaux, tant qu'ils sont sous l'influence d'une certaine dose d'alcool ; mais, si le temps et le sommeil dissipent cette force artificielle, ils sont pris de vertiges, leurs membres vacillent et tremblent. Aussi se hâtent-ils de recourir encore au funeste breuvage, qui ne les ranime un instant qu'en ruinant leur santé à tout jamais.

Il y a également des vertiges nerveux, consécutifs à l'abus du tabac, de l'opium, etc., indépendamment des vertiges directs et immédiats causés par ces poisons ; l'abus du café, du thé très-fort, a peut-être aussi la même conséquence dans certains cas.

Sauvages fait une espèce à part du vertige des hystériques et des hypochondriaques ; c'est à tort, mais il faut reconnaître que ces malades chez lesquels les facultés sensitives sont exaltées au plus haut point, sont plus sujets que d'autres aux désordres vertigineux. Ils souffrent de sensations dont les personnes valides s'aperçoivent à peine ; ils sont émus, ils sont troublés, ils sont en proie au vertige pour la cause la plus insignifiante.

C'était sans doute le cas de cette dame dont parle Sandras, qui ne pouvait manger un peu de sucre sans se sentir la tête et les sens tout bouleversés. Que ce fut la saveur du sucre ou son ingestion dans l'estomac qui produisit ce résultat, ce fait n'en dénote pas moins une susceptibilité extrême due à une sensibilité anormale. Deux hystériques auxquelles je donne des soins, deviennent vertigineuses pour des causes tout aussi légères.

Il est impossible, on le comprendra bien, d'indiquer la physionomie spéciale de chacun des vertiges que je viens de passer en revue dans ce paragraphe ; le cachet de leur cause est le seul signe distinctif auquel on puisse les reconnaître entre eux ; mais leurs caractères nerveux ne sont pas équivoques, quelle que soit la forme qu'ils revêtent.

Je résume par un mot, emprunté à Réveillé-Parise, l'idée que je désire en donner : « *C'est une loi positive et invariable du système nerveux*, dit cet écrivain, *que plus il est excité, plus il s'affaiblit, et que plus il s'affaiblit, plus il est disposé à l'excitation.* » Ajoutons comme corollaire : Le vertige est un des troubles les plus fréquents d'un système nerveux affaibli, et l'anémie en est la complication habituelle sinon constante.

Des vertiges liés à l'hystérie et à l'hypochondrie, affections dont le domaine et peut-être la cause sont autant dans le système nerveux ganglionnaire, que dans celui de la vie de relation, aux vertiges dus à des *troubles digestifs*, la transition est naturelle et facile.

C'est faute d'avoir suivi pas à pas, comme nous venons de le faire, toutes les causes nerveuses du vertige, c'est faute d'avoir envisagé dans leur ensemble, et comparé les espèces et variétés de cette affection, que certains médecins des plus éminents, M. Trousseau, par exemple, manifestent quelque surprise en présence des vertiges qui prennent leur source dans un trouble des fonctions digestives.

« Qu'est-ce, en somme, que ce bizarre phénomène (le vertige stomachique), s'écrie l'éloquent professeur de clinique de l'Hôtel-Dieu ? Je n'en sais rien, et la chose ne me paraît pas facile à dire : mais je compare cela à la maladie du vaisseau, à la sensation toute spéciale qu'on éprouve après avoir valsé, à l'engourdissement qui succède au jeu de l'escarpolette, à ces éblouissements qui vous obligent à fermer les yeux lorsque vous tournez sur des chevaux de bois ; mais il n'y a pas, dans tout cela, imminence de congestion cérébrale, menace d'apoplexie. C'est un phénomène nerveux se passant dans l'appareil nerveux, une affection temporaire et superficielle de ce système. »

L'étonnement de M. Trousseau ne porte nullement, on le voit, sur la nature de l'affection qu'il apprécie très-nettement et compare sans hésitation aux affections vertigineuses les plus communes, mais bien sur son point d'origine et son mode de développement. Les relations sympathiques des organes de la digestion avec le cerveau sont pourtant bien connues ; les vertiges d'origine stomachale, ne doivent donc pas paraître plus extraordinaires qu'une foule d'autres phénomènes sympathiques du même ordre ou d'un ordre différent.

Pour nous, qui avons vu le vertige succéder non-seulement à des mouvements inusités et antipathiques, mais à des actes intellectuels, à des émotions, à des sensations etc., nous ne saurions plus nous étonner de l'influence, toute mystérieuse qu'elle soit, d'un trouble de la digestion, d'un trouble nerveux quelconque, sur le développement de ce désordre spécial des fonctions cérébrales.

Bien qu'il ne soit pas encore généralement et suffisamment connu, le vertige, lié à des troubles digestifs, a été signalé depuis bien longtemps par les auteurs. Arétée, Rivière, Sauvages, etc., décrivent, en particulier, un vertige *stomachique*. MM. Bretonneau et Trousseau le désignent, avec d'autres écrivains, sous le nom de vertige à *stomacho læso*, expression inexacte et impropre malheureusement, car l'estomac n'est pas lésé dans son tissu et n'est pas toujours le siége et le point de départ du désordre dont le vertige est la conséquence. C'est surtout ce vertige, d'après Sandras, qui mérite le nom de vertige à *répétition*.

C'est aussi celui pour lequel on est consulté le plus souvent, et dont la ténacité, les récidives, la gravité apparente tourmentent peut-être le plus les malades.

Tout ce qui peut rendre la digestion pénible et laborieuse peut, par là même, favoriser son développement : se mettre à table immédiatement après une grande fatigue, physique ou intellectuelle, manger très-vite, sans broyer les aliments, se remettre au travail de cabinet ou se coucher immédiatement après un repas copieux, le mauvais choix des aliments, l'habitude des excès de table, ou, au contraire, un régime trop sévère, les excès de tout genre qui diminuent l'énergie des fonctions digestives, voilà les causes les plus directes et les plus communes auxquelles il faut prendre garde. Et le trouble digestif, consécutif à ces causes, qui amène le plus souvent l'affection vertigineuse est, sans contredit, la surabondance ou la présence habituelle des acides dans l'estomac, ce qui constitue la *dyspepsie acide* de M. le professeur Chomel ; car à l'état normal, on le sait, ce n'est qu'au moment de l'ingestion des aliments et pendant la digestion que se font les sécrétions acides du ventricule gastrique.

Sandras cite une dame qui, pendant plusieurs mois, a été condamnée à éviter certains aliments ; le sucre, le pain ordinaire, la moindre quantité de la boisson la plus légèrement alcoolique, tout aliment appelant ou développant des acides dans son estomac, suffisaient pour lui donner un vertige tel qu'elle ne savait vraiment plus si elle ne se trouvait pas la tête en bas et que tout l'appartement semblait danser ou tournoyer autour d'elle, dans un désordre inexprimable.

Le même auteur a vu encore un malade qui ne pouvait pas marcher, même après les repas les plus sobres sans se trouver dans toutes les allures d'un homme ivre. J'ai remarqué bien souvent, ajoute-t-il, pour peu qu'on fût disposé aux vertiges, que ces accidents se développaient promptement et vivement, aussitôt qu'il y avait des aigreurs dans l'estomac et dans la bouche (1).

IIIe OBSERVATION.

J'ai été consulté moi-même par un charpentier, âgé de 40 ans, atteint si souvent de vertiges qu'il avait été obligé de renoncer momentanément à son état. Il s'était fait saigner, le mal avait redoublé. La présence d'éructations acides fréquentes, de flatuosités et autres symptômes dyspeptiques, me parut désigner l'estomac comme le point de départ de l'affection vertigineuse, et, en remontant à la cause de ces symptômes, j'appris que le malade faisait usage d'un vin blanc assez vert, qu'il buvait même quelquefois avec excès. Je remplaçai le vin par la bière, prescrivis une macération de gentiane avant le repas, du bi-carbonate de soude après, enfin de l'eau ferrée plus tard, pour remédier à un léger degré d'anémie, consécutif à la saignée et à la dyspepsie; le malade guérit parfaitement et put reprendre ses travaux. —

— Je ne saurais mieux faire connaître les principaux symptômes du vertige stomachique et les circonstances dans lesquelles il se produit qu'en citant, à peu près

---

(1) Traité des maladies nerveuses, page 311.

textuellement, quelques passages d'une leçon de M. Trousseau (1).

« Cet accident nerveux se produit dans l'un et l'autre sexe indifféremment, mais presque toujours chez des sujets ayant commis des excès de table, de veilles et de plaisir. Les fonctions digestives sont préalablement troublées ; il y a un sentiment de chaleur inusitée, d'ardeur à l'épigastre, des éructations acides, non nidoreuses, de la constipation ou de la diarrhée, et du côté de l'appareil nerveux, des étourdissements qui se traduisent ordinairement ainsi : le malade reste-t-il dans l'immobilité, il n'éprouve rien ; mais veut-il regarder au-dessus de lui, aussitôt tous les objets semblent tourner, et à ce moment même, il survient des maux de cœur ; il n'a alors qu'à incliner la tête en bas, à fermer les yeux, à rester immobile pendant une minute, et tout disparaît. S'agite-t-il brusquement pour regarder ce qui se passe derrière lui, le vertige, les maux de cœur, les vomissements apparaissent. Est-il couché, a-t-il un sommeil agité, un rêve pénible qui lui fasse faire de rapides mouvements, le lit tournera de haut en bas, dans le sens vertical ; et le malade, comme à la broche, croira décrire un cercle rotatoire. Un mur grillagé, une longue file de barreaux, des tentures bariolées de lignes verticales un peu miroitantes, les étoffes glacées, enluminées de couleurs vives, et représentant des groupes de fleurs très-voyantes, rappellent les nausées et les accès vertigineux. En se baissant, le malade n'éprouve rien ; mais vient-il à se relever et à regarder en haut, le vertige apparaît presque infailliblement. Le mal de cœur est intolérable, il ressemble au mal de mer, ou plutôt à l'incertitude nauséeuse qui précède le mal de mer. »

A tous ces symptômes, il faut ajouter avec Sandras, que souvent les accidents apparaissent aussitôt les aliments

---

(1) Bulletin thérapeutique, 30 avril 1856.

pris, ou pendant la digestion, s'accompagnent de ballonnement du ventre, de borborygmes et de flatuosités ; il faut dire encore que parfois la sensation vertigineuse quoique ordinairement de courte durée (au plus quelques minutes), est si fréquente et si intense que le malade ne peut sortir sans l'appui d'un bras, se tient aux murs, tombe même à terre. Je connais plusieurs personnes qui ont été dans ce cas.

La citation que je viens de faire confirme ce que j'ai dit précédemment sur le rôle que jouent, vis-à-vis des gens prédisposés, les causes occasionnelles ; mais je ne crois pas que le vertige manque, aussi constamment que l'affirme M. le professeur Trousseau, dans l'inclinaison de la tête, et il ne serait pas prudent de chercher là un caractère distinctif; on pourrait être induit en erreur.

Tout mouvement brusque, toute sensation vive, une circonstance même insignifiante, rappellent parfois les désordres vertigineux.

Il est bon d'ajouter enfin que ces malades guérissent avec ou sans l'intervention de la médecine, et quelquefois envers et malgré cette intervention ; mais ils rechutent souvent (M. Trousseau).

A l'appui de ce qui précède, voici un fait des plus instructifs et des plus curieux :

IVe OBSERVATION.

M. ***, âgé de 56 ans, d'un tempérament nerveux, menant une vie active, ayant éprouvé des fatigues par suite de travaux intellectuels, et des inquiétudes morales, commença, il y a près d'un an, à subir des accès de vertige. Sobre dans ses habitudes, il a presque toujours senti néanmoins un peu de douleur à l'estomac ; et, pendant quatre ans, avant le début des accidents vertigineux, il s'était mis à l'usage de l'eau de Seltz artificielle aux repas et à un régime alimentaire très-tenu. Chez lui, les phénomènes vertigineux ont toujours été les suivants : nausées, rapports aigres parfois, une fois vomissement de matière si acide qu'elle bouillonnait sur le carreau, faiblesse extrême, pâleur de la face, traits complètement altérés, presque effrayants pour ses amis ; impossibilité de se tenir debout, entraînement de tout le corps de droite à gauche, pendant lequel il semblait au malade que l'appartement et tout ce qu'il touchait étaient entraînés comme sur une roue en mouvement.

Après le vertige qui durait une à deux minutes, le malade ne pouvait soulever la tête ; il lui fallait opérer ses mouvements avec lenteur et précision, et s'il tentait de marcher avant d'être resté une heure ou deux heures couché, il ne pouvait le faire qu'en chancelant et en s'aidant de l'appui de quelqu'un ou des meubles à sa portée. Plusieurs fois même il est tombé ou a été obligé de s'arrêter et de s'asseoir dans la rue. Pendant quelque temps, il a été forcé de se faire accompagner.

Ces accès, d'abord assez éloignés, se rapprochèrent insensiblement, au point de se représenter jusqu'à quatre à cinq fois, le jour.

Pendant ces crises, le pouls était faible, mais régulier, et descendait jusqu'à 46 à 48 pulsations par minute.

Quoique tous ces symptômes dussent éloigner l'idée d'une congestion sanguine active vers le cerveau, un médecin pratiqua, en trois ou quatre mois, trois fortes saignées. Celles-ci, loin de produire de l'amélioration, semblèrent augmenter la faiblesse et la sensibilité nerveuse.

Voyant l'inutilité de ce moyen, on conseilla l'application d'un vésicatoire à la nuque, lequel parut suspendre, pendant un mois, les accidents vertigineux. Mais bientôt, sans cause appréciable, ils reparurent avec une nouvelle intensité.

On eut ensuite recours à l'application d'un séton derrière le cou ; il n'eut aucun résultat favorable. Au contraire, chaque fois qu'on le pansait, l'irritation que la traction de la bande produisait, déterminait un vertige.

On employa alors les ablutions froides, avec l'éponge,

sur tout le corps, trois fois par jour; les accidents s'éloignèrent insensiblement; cependant ils ne disparurent pas tout-à-fait, et, de temps à autre, un vertige intense se montrait, et le malade se croyait menacé d'une rechute complète. Alors M. *** se décida à changer son régime : au lieu de se borner comme auparavant à une alimentation très-légère, avec privation de tout spiritueux, il fit usage d'aliments gras à tous les repas, il multiplia le nombre de ceux-ci, et les accompagna, deux fois le jour, de l'emploi de l'*élixir amer* d'Hoffmann, de la poudre antigastralgique, composée de fer et de noix vomique; il usa, en même temps, avec modération, de la bière en mangeant, et prit quelques petites quantités d'un vin généreux. Les ablutions froides, à grande eau, furent continuées une fois par jour seulement.

Sous ce mode de traitement, les accidents se sont éloignés de plus en plus, et deux mois après cette modification, les forces reparaissaient, au point de permettre au malade de supporter une marche prolongée, de retrouver un peu d'embonpoint et l'apparence extérieure de la santé. Quelques douleurs rhumatismales dans les muscles du cou, de l'épaule et du bras, ont fait penser, avec raison, à substituer, en ce moment, les bains sulfureux aux affusions froides. —

On le voit, l'influence des troubles de la digestion, d'un régime trop sévère sur le développement du vertige est très-positive : elle n'est pas malheureusement assez connue; malgré des contre-indications évidentes, on en revient toujours d'abord aux émissions sanguines; on craint les plus graves altérations du cerveau; on a recours à un moyen douloureux, le séton : le mal est augmenté; tandis que, plus tard, un traitement plus rationnel en triomphe aisément.

L'usage prolongé d'une eau gazeuse acidulée, a peut-être aussi contribué à amener ici le vertige.

Les bons effets du vésicatoire, bien que peu persistants, doivent néanmoins être remarqués; les douleurs rhumatismales de la nuque peuvent être, en effet, un des éléments producteurs des accès vertigineux, et, à ce titre, ne doivent pas être négligés. C'est peut-être en agissant sur elles, que le vésicatoire a été utile.

Ve OBSERVATION.

Je connais un Monsieur, âgé de 62 ans, qui, à la suite d'ennuis prolongés, causés par un procès, a vu ses digestions devenir laborieuses et pénibles; il fut pris, il y a deux ans, de névralgie du nerf sous-occipital; trois vésicatoires, pansés à la morphine, enlevèrent la douleur; mais celle-ci fut remplacée, pendant un mois, par des accès de vertige, tels que le malade ne pouvait sortir seul, et faillit tomber plusieurs fois dans la rue. Un vésicatoire volant fut mis au bras; tous les accidents vertigineux disparurent, et cependant les digestions ont continué d'être mauvaises. —

Il faut donc, dans la pratique, tenir compte de tous les éléments morbides; le plus insignifiant, en apparence, peut avoir sa valeur et contribuer par son association avec d'autres troubles plus importants, à la manifestation des désordres qu'on observe et qui inquiètent.

J'ai dit que tous les troubles digestifs, toutes les espèces de dyspepsie, mais surtout et en particulier, la dyspepsie acide, pouvaient être la source d'accidents vertigineux.

Il suffit qu'on soit prévenu de la possibilité de leur apparition dans toutes ces circonstances, on les reconnaît facilement.

Deux états pathologiques plus faciles à méconnaître ou à oublier, la *constipation* et les *vers intestinaux*, méritent seuls une mention spéciale. — La personne qui fait le sujet de l'observation précédente vient d'être reprise, sous l'influence de la constipation, de quelques accidents vertigineux. — Dans l'observation de la femme La Lyre, rapportée par Sandras, on voit que le vertige qui a tourmenté cette malade, pendant 50 ans, à la suite de migraines, se développait surtout sous l'influence de la constipation, et n'a perdu de son intensité que par l'usage des lavements, du régime, des pilules purgatives et autres moyens destinés à faire cesser l'inertie du gros intestin. (Bul. thér. 1845. p. 251).

Mais il ne faudra pas oublier que la rétention des matières fécales dans l's iliaque, en détournant le sang des membres inférieurs de sa route ordinaire et le forçant à passer par les veines rachidiennes et les sinus cérébraux, amène de la gêne dans la circulation de la tête; de là, une congestion encéphalique, plus ou moins forte, qu'il faudra souvent prendre en considération. Ce mélange, ce concours de deux influences, l'une matérielle, l'autre nerveuse, ne peut plus, à présent, nous surprendre.

VIe OBSERVATION.

J'ai été consulté dernièrement par un monsieur, âgé de 40 à 45 ans de forte constitution, ayant un embonpoint assez prononcé, coloré de figure, chez lequel la constipation me paraît jouer le principal rôle pour l'entretien d'accidents vertigineux légers qu'il éprouve depuis environ six mois, mais probablement autant par une influence mécanique que par réaction sympathique. C'est, je crois, un exemple d'un état nerveux compliqué réellement de congestion encéphalique.

Ce malade a eu beaucoup de chagrins depuis quelques années, par suite de la mort de sa mère; en outre des veilles prolongées, la vie, un peu agitée, qu'il mène parfois ont paru développer, en lui, une susceptibilité nerveuse assez grande, dont certains phénomènes vertigineux ont été l'une des manifestations.

Ces phénomènes se traduisent, en général, par l'impossibilité de lire, un malaise indéfinissable, un peu d'hésitation et d'incertitude dans la marche, surtout au moment où le malade sort de chez lui, un sifflement d'oreille très-fréquent, un certain embarras vers la tête, mais sans douleur, sans engourdissement, sans lourdeur générale, sans battements violents des artères du cou et de la face.

Quand ce monsieur entre dans une chambre chaude, il rougit, le sifflement augmente dans ses oreilles et il est obligé de sortir. — La sensation de tournoiement n'existe pas positivement chez lui, mais il éprouve un trouble dont il a peine à rendre compte et qu'il compare cependant au vertige.

Il a remarqué que quand il évacuait convenablement, quand sa vie était calme, réglée, il se trouvait mieux. Mais un grand repas, une veille, un peu prolongée, suffisent pour ramener ces petits désordres qui ne laissent pas de lui causer quelque souci.

Toutes les fonctions s'exécutent bien d'ailleurs. — Le pouls est lent, régulier, peu développé, sans dureté ni résistance.

Quand ce monsieur s'est plaint à son médecin ordinaire de ces accidents, trois saignées, dans le même jour, lui furent faites, qui ne les modifièrent pas favorablement; car il fut 15 jours sans pouvoir sortir à partir de là; puis des antispasmodiques divers lui furent conseillés.

J'ai prescrit l'usage journalier d'un lavement froid; un verre à Bordeaux d'eau de rhubarbe (2 grammes 50 pour un 1/2 litre), le matin en se levant, l'exercice et la continuation de la vie paisible et régulière qui a calmé déjà les accidents.

Le 14 avril, je revois ce malade; il est mieux, la constipation a cédé; mais il y a encore une vive impressionnabilité, surtout au bruit. Continuation des mêmes moyens, seulement la dose de rhubarbe est portée à 6 grammes, et j'engage ce monsieur à user chaque matin de lotions froides, très-courtes sur tout le corps.

Le 25 mai, M... est très-bien; il n'a pu faire qu'irrégulièrement ses lotions, mais il continue les autres moyens, qui ont réussi à vaincre la constipation.

L'idée de la présence de *vers* dans l'intestin doit encore être scrutée par le médecin dans le cas de vertiges habituels, surtout s'ils se sont montrés déjà rebelles à divers moyens rationnels successivement employés.

VIIe OBSERVATION.

Je soigne, en ce moment, une femme âgée de 36 ans, cuisinière, nerveuse et pas très-forte de constitution, assez maigre, bien réglée, qui habite Nantes depuis dix ans. Auparavant, elle habitait la campagne, et, dans son enfance, elle se rappelle avoir rendu beaucoup de vers. De temps en temps, elle en rend même encore. Personne dans sa famille n'est atteint ou n'a été atteint d'attaques de nerfs ou de haut-mal. — Depuis deux ans, elle éprouve des accidents qui la tourmentent beaucoup. La première fois qu'elle en a été atteinte, elle était dans la rue. Elle tomba, perdit à peu près connaissance, et resta ainsi sans se débattre, cinq ou dix minutes. Elle entendait très-bien tout ce qui se disait. Il y a dix-huit mois, elle a éprouvé, pendant une quinzaine de jours, trois ou quatre étourdissements par jour. Sitôt qu'elle voulait fixer quelque chose, la tête lui tournait. Depuis le mois de juin dernier, elle a eu quatre fois des accidents analogues. Le mal est subit, ne s'annonce pas à l'avance. Elle entend tout ce qu'on dit pendant sa crise, ne fait et ne peut faire aucun mouvement; ne se mord point la langue, n'écume point. Mais elle est étouffée par des vents, des glaires; quelquefois elle vomit après la crise passée; en général, elle crache continuellement pendant les quatre ou cinq jours qui suivent; elle est très-rouge pendant l'accès, lui a-t-on dit; mais après elle devient toujours très-pâle; elle voit tout en mouvement, les maisons qui dansent, etc. Elle a des picotements incessants au nez; quelquefois des coliques et des douleurs d'estomac.

Elle est habituellement assez pâle et faible, et n'a pas grand appétit; ni constipation, ni diarrhée.

Je fis prendre à cette femme, trois matins de suite, un paquet composé de 10 centigrammes de calomel et de santonine. Pendant une demi-heure, après l'ingestion de chaque paquet, elle a éprouvé un singulier trouble visuel; tous les objets lui semblaient jaunes. Le 2e jour, elle rendit trois vers lombrics.

Mais les crises n'ont pas cessé pour cela ; j'ai appris depuis que cette femme avait eu, dès son enfance, des symptômes d'hystérie, des spasmes de la respiration ; les douleurs névralgiques de la tête, du dos, du côté, de l'estomac, du ventre, sont fréquentes chez elle. Elles augmentent à la pression. Elle a une sensation de brûlure dans les intestins ; les digestions sont assez mauvaises en général, et très-faciles à troubler. Il y a souvent de l'inappétence, des flatuosités, des aigreurs, surtout si la malade se fatigue. Elle est impressionnable à un degré extrême ; ainsi l'auscultation de la carotide, la palpation de l'abdomen, la vue de couleurs vives, la reverbération d'une fenêtre, éclairée par le soleil, suffisent pour amener la sensation vertigineuse, avec des troubles visuels, alternative de pâleur et de rougeur de la face ; sensation de froid dans le dos et les membres inférieurs, horripilations, etc.

Après avoir fait reprendre sans résultat 3 paquets de 30 centigrammes de calomel, j'ai prescrit le bicarbonate de soude après les repas, avec la macération de quassia amara, de gentiane avant ceux-ci. Les digestions sont un peu meilleures, sans aigreurs ; mais les crises reviennent ; elles ne sont cependant pas si intenses, et ne s'accompagnent ni de nausées, ni de crachotement.

Cette femme dit avoir eu un abaissement de l'utérus pour lequel elle a porté un pessaire pendant quelques mois ; elle croit avoir une tumeur dans le ventre que j'ai trouvé seulement ballonné. —

— J'ai cité ce fait tout incomplet qu'il est, pour montrer dans quel embarras on peut être jeté parfois, par la multiplicité des causes que l'on trouve au vertige. Cette femme se croit atteinte d'épilepsie ou d'une lésion grave du cerveau. Je suis persuadé que tous ces accidents sont purement nerveux ; rien n'indique une altération organique, et ce n'est pas de l'épilepsie. — J'ai pensé aussi pour elle au tœnia.

Les accidents que cette malade subit sont, en effet, assez analogues à ceux qui sont rapportés dans certaines observations citées par Frank, par Legendre (1) ; *mais elle n'en a pas encore rendu de fragments.* L'existence simultanée du tœnia et des ascarides lombricoïdes est notée dans la seconde des observations de Frank (2). Une de celles de notre regretté confrère Legendre est trop intéressante pour que je ne la rapporte pas en entier, elle est intitulée :

VIIIe OBSERVATION.

Vertiges violents revenant périodiquement, presque tous les mois, pendant cinq ans, et accompagnés de symptômes dyspeptiques ; expulsion d'un tœnia solium de 7 mètres de longueur. Guérison complète.

Le 17 mai 1846, dit M. Legendre, je fus appelé à l'hôtel Violet, auprès d'un négociant suisse, né à Saint-Gall, venu à Paris pour affaires commerciales ; c'était un homme de 28 ans, brun, d'une taille moyenne, d'un embonpoint ordinaire, et paraissant doué d'une forte constitution. Il me raconta que, depuis cinq ans, il était sujet, à peu près tous les mois, pendant cinq à six jours de suite, à de violents vertiges qui souvent l'obligeaient à se cramponner aux objets environnants pour ne pas tomber. Une fois même, il y a trois ans, il fut pris d'un vertige si violent, qu'il tomba par terre presque sans connaissance ; sur le moment on lui fit une forte saignée du bras. Tout le temps que durent ses vertiges, il est en proie à une grande mélancolie, et il n'ose pas sortir dans la rue, dans la crainte de tomber ; autrefois grand valseur, il lui est devenu impossible de se livrer à ce plaisir. Il me dit en outre qu'il éprouve habituellement une sensation de froid sur la partie antérieure des cuisses, que ses digestions sont souvent pénibles, accompagnées de flatuosités, et que d'ordinaire l'appétit est peu prononcé.

---

(1) Archives générales de Médecine. 1850.
(2) Tom. II, p. 319.

Le pouls à 64, est régulier, peu plein, peu résistant sous le doigt.

Ce malade ayant pris de son chef, dès le matin, une bouteille d'eau de Sedlitz qui avait déterminé un effet purgatif assez prononcé et de l'amendement dans les vertiges, je ne juge pas à propos de faire autre chose pour le moment; je l'engage seulement à me faire appeler de nouveau si les vertiges se renouvelaient. Trois jours après, le 20 mai, vers cinq heures de l'après-midi, je suis mandé une seconde fois auprès de ce malade qui venait d'être repris de vertiges violents. Je le trouve couché et ayant noué sa cravate autour du front pour calmer son mal de tête vertigineux; pendant que j'étais auprès de lui, il est pris de nausées et vomit quelques gorgées d'un liquide bilieux. J'apprends que déjà, quatre ou cinq jours auparavant, il avait rendu le matin une ou deux gorgées de bile verte et très amère. Actuellement la bouche n'est pas amère, la langue est rosée, sans enduit; l'appétit est nul pour le moment, mais ce malade me dit qu'aussitôt les vertiges dissipés, la faim revient et peut être satisfaite sans inconvénient.

Malgré la jeunesse du sujet et sa constitution assez forte, l'idée d'une congestion encéphalique ne s'accordant pas avec un teint peu coloré, un pouls à 60, calme, régulier, peu développé, j'abandonne le dessein que j'avais eu de prescrire des applications mensuelles de sangsues à l'anus pour combattre le retour de ces vertiges presque périodiques. Me demandant alors si ces vertiges ne résulteraient pas d'un peu d'embarras gastrique réagissant sympathiquement sur le cerveau; fortifié d'ailleurs dans cette supposition par la dyspepsie, les flatuosités qu'éprouvait souvent ce malade, enfin par les matières bilieuses qu'il avait vomies, j'étais sur le point de lui prescrire un vomitif, bien que la netteté de la langue, le défaut d'amertume de la bouche et le retour de l'appétit une fois que les vertiges étaient dissipés, ne me fissent admettre qu'avec peine l'idée d'un embarras gastrique.

Bref, c'était en désespoir de cause que j'admettais

cette dernière supposition, lorsque, toujours peu satisfait de mon diagnostic, il me vint à l'esprit de demander à ce malade s'il n'avait jamais rendu de vers et en particulier de ver solitaire. Dans cette espèce d'intuition qui ne fut sans doute, à vrai dire, que l'appréciation rapide et synthétique de plusieurs circonstances, mentionnées par le malade, et de remarques faites par moi sur son état morbide, je dus être probablement guidé par la nationalité de cette personne, par la violence et la périodicité des vertiges qu'elle éprouvait, enfin par la difficulté de rapporter ces derniers à une cause pathologique bien tranchée.

Quoi qu'il en soit de la cause qui me porta à faire cette question, les renseignements que je recueille dès-lors, changent mes soupçons en certitude. Ainsi j'apprends que dix ans auparavant, ce malade a commencé à rendre des fragments d'un ver plat, rubané et articulé; que parfois, depuis cette époque, il a trouvé de ces fragments dans sa chemise et dans son lit; enfin qu'il y a trois ans, étant à Hambourg, il a pris un jour, mais sans succès, un médicament anthelmintique. Ce malade savait donc qu'il rendait de temps en temps des fragments de ver; mais accordant peu d'importance à ce fait et surtout ne songeant en aucune façon à y rattacher les symptômes nerveux qu'il éprouvait, il avait complètement négligé de m'en parler: aussi est-il fort étonné lorsque je lui annonce que les fragments de ver plat et articulé qu'il rend dénotent l'existence d'un ver solitaire, puis que les vertiges violents, accompagnés de symptômes dyspeptiques qu'il éprouve depuis cinq ans, dépendent de la présence de cet helminthe. J'apprends, en outre, comme symptôme confirmatif du tœnia, que le laitage et surtout le café au lait sont de difficile digestion et augmentent les vertiges; que de temps en temps il éprouve du prurit aux narines, sans en ressentir toutefois à l'anus. Les pupilles sont naturelles et la vue n'est plus troublée une fois que les vertiges sont dissipés.....

Le malade prend, en trois fois, une décoction de 64

grammes d'écorce de racine de grenadier de Portugal dans 750 grammes d'eau réduite à 500 grammes par l'ébullition, et 20 minutes après la deuxième dose rend un ver solitaire entier, muni de sa tête, et long de 7 mètres. Depuis lors les vertiges ont cessé, et la santé est restée parfaite. —

— Qu'ils sont instructifs les faits aussi soigneusement cueillis ! Comme on voit bien, dans la narration de M. Legendre, tout ce qu'il faut parfois de sagacité pour éviter de fâcheuses méprises et découvrir, sans le secours même du patient, une cause cachée dont on nous tait les principaux indices.

Aux symptômes qui sont relatés dans cette observation et qui peuvent mettre sur la voie de la recherche du tœnia, il faut ajouter les convulsions partielles ou générales, les lypothymies, les troubles de la vision, les bourdonnements d'oreilles, une sensation de piqûre ou de morsure à l'épigastre, qui se rencontrent parfois aussi comme désordres accusateurs de la présence de ce ver. (M. Legendre.)

Lorsqu'un vertigineux présentera quelques-uns de ces symptômes, si nulle autre médication surtout ne lui a été utile, il faudra donc recourir aux agents tœnicides.

Il faut remarquer que les accès vertigineux ont été ici à la fois plus intenses et plus rares que lorsqu'ils sont dus à de simples troubles digestifs.

Ils sont aussi très-violents et assez éloignés chez la malade dont l'observation précède celle-ci. Serait-ce là un des caractères des vertiges vermineux ?

Il y a des vertiges périodiques dus à l'influence paludéenne, et qui cèdent au sulfate de quinine ; mais comme ils appartiennent à la classe des vertiges par empoisonnement, je ne dois pas en parler ici.

On trouve, dans les auteurs, encore bien d'autres causes de vertige nerveux, le rhumatisme, la goutte, l'excès d'embonpoint, etc. Les affections chroniques de l'utérus, les déplacements surtout, peuvent aussi le provoquer et l'entretenir. On ne s'en étonnera pas puisque la folie peut en être elle-même la conséquence ; cela vient d'être prouvé récemment par plusieurs aliénistes distingués.

Mais je me bornerai à parler de *la grossesse*, en raison de la diversité de nature et d'origine des vertiges qu'elle peut présenter.

Quand une femme grosse se plaint d'étourdissements et vient réclamer une saignée, il est encore beaucoup de praticiens qui cèdent presque immédiatement à ses désirs. Il est pourtant bien démontré aujourd'hui, grâce surtout aux efforts de MM. Beau et Cazeaux, que la grossesse est, au moins, aussi souvent compliquée d'hydrémie que de pléthore.

Il faut qu'on sache, de plus, ce qui, du reste, n'est pas un fait nouveau, que des vertiges sympathiques, purement nerveux, peuvent aussi bien accompagner la réplétion de l'utérus, que les douleurs de dents, les vomissements et autres phénomènes du même genre, qui sont si communs dans cet état. On devra donc rechercher avec soin si c'est à la pléthore, à l'hydrémie ou à une simple perturbation nerveuse que tiennent les vertiges accusés par les femmes enceintes.

En terminant cette revue des vertiges nerveux, malgré la multiplicité des causes que nous avons trouvées, je suis tenté de répéter, avec Sandras, que je n'ai fait que donner une idée de ces troubles morbides.

Puisque l'état vertigineux peut être amené et même entretenu par des émotions, des affections tristes, des actes intellectuels, des sensations, des troubles digestifs, certains mouvements, certaines attitudes, etc., il est bien permis de supposer qu'il succédera à une foule de causes autres que celles dont nous avons parlé. Mais il suffit qu'on soit bien convaincu de la diversité de ses sources ; l'analogie, dans tous les cas, fera reconnaître sa nature nerveuse.

Les symptômes qui peuvent accompagner les vertiges nerveux sont si nombreux et si divers, comme le prouvent les faits déjà cités et ceux qui vont suivre, que je crois inutile d'en tenter la description générale ou plutôt la récapitulation. On peut s'attendre à rencontrer toute sorte de sensations étranges, de phénomènes bizarres du côté du cerveau, des sens et même des organes internes, régis par le grand sympathique. Sandras n'a point exagéré en étendant ainsi la portée de l'influence vertigineuse. C'est la multiplicité de ces désordres possibles, surgissant des points les plus éloignés, par les causes les plus variées, qui s'oppose à la réunion, sous un même type morbide, de tous les vertiges nerveux. — Bien entendu, toutes les fonctions nerveuses ne sont pas troublées à la fois ; les symptômes se restreignent, au contraire, ou dominent, au moins, dans les fonctions primitivement affectées par les causes ; tantôt c'est l'encéphale, tantôt ce sont les sens et surtout la vue, tantôt le tube digestif, etc., qui sont le point de départ et le siége principal des troubles sympathiques du vertige. De là vient que nous avons pu grouper un certain nombre de symptômes particuliers autour de plusieurs des variétés vertigineuses que nous avons reconnues. Mais qu'on ne croie pas que ces symptômes leur soient exclusifs et se rencontrent toujours ensemble ; car nous avons remarqué bien souvent aussi l'alliance de plusieurs causes nerveuses, de causes matérielles avec celles-ci ; cette combinaison fait nécessairement varier à l'infini la physionomie des accès vertigineux.

La durée de ces accès est toujours très-courte, de quelques minutes, tout au plus ; mais ils se succèdent parfois chez certains malades (observations IVe et IXe), avec insistance pendant plusieurs heures. Le retour de ces crises, leur degré d'intensité varient du reste beaucoup et n'offrent rien qui soit spécial aux vertiges nerveux. C'est en posant les bases du diagnostic, après la relation de quelques autres faits, que nous résumerons les caractères propres de ces vertiges.

IXe OBSERVATION.

M. X..., âgé de 38 ans, d'une forte constitution, d'un système musculaire très-développé, d'un tempérament nervoso-sanguin, blond, la peau fine, d'un embonpoint notable, jouit habituellement d'une bonne santé. Il se reconnaît seulement très-nerveux, très-impressionnable.

Il y a cinq ou six ans il fut atteint d'une hypéresthésie oculaire, provoquée, croit-il, par des lectures excessives, qui l'obligea à se garantir de la lumière, à éviter tout travail de tête et à suivre divers traitements, entre autres le régime complètement froid que Récamier ordonnait à tant de malades, à cette époque. Cette incommodité fut très-rebelle, mais se dissipa enfin complètement.

Le père de M. X... est, comme lui, extrêmement nerveux; de plus, un de ses oncles a été sujet assez longtemps à des accidents vertigineux.

Se portant parfaitement, surtout cette année-là, menant une vie active, se levant de bonne heure, faisant beaucoup d'exercice à pied, à cheval, M. X..., au mois d'août 1854, fut pris, tout à coup, en se promenant en plein air, au milieu du jour, d'un vertige violent, de titubation, comme s'il eût été ivre, avec un sentiment de faiblesse et de tendance à la syncope.

Il revint avec peine chez lui, quoique sa maison ne fût éloignée que d'une centaine de pas, et resta deux heures dans un malaise indéfinissable, pâlissant et rougissant alternativement et toujours sous le coup des sensations vertigineuses. Très-étonné de cet accident, le malade ne put lui découvrir aucune cause; il notait même que la veille il avait assisté aux courses de chevaux sans éprouver le moindre malaise; cependant quelques vertiges avaient été sentis quelque temps auparavant à deux ou trois reprises, le matin à jeûn.

Une saignée de 150 à 200 grammes fut pratiquée le lendemain; le sang était riche, au dire du médecin qui fit cette petite opération. Le malade avait une très-grande frayeur de la saignée, qu'il subissait pour la première fois ; il s'évanouit à demi, et, dès ce moment, les accidents augmentèrent; pendant une semaine il eut des vertiges continuels, une faiblesse extrême, une impressionnabilité excessive; M. X... n'osait sortir de chez lui, on le fit monter en voiture pour prendre l'air ; il s'en trouva bien; la tête se dégagea. Il partit alors pour la campagne, ou l'amélioration continua d'abord; mais, pendant une promenade dans un bois, les sensations vertigineuses recommencèrent et reparurent, à plusieurs reprises, depuis ce moment.

Dans l'intervalle des principaux accidents, la tête est presque continuellement lourde, mal assurée, étonnée; le malade croit à chaque instant que le poids de la tête l'emportant sur le poids du corps, il va tomber à la renverse; il a des bourdonnements d'oreille, sans battement, toutefois, des artères du cou et des tempes. Des bouffées de chaleur et de rougeur vers la face, alternent avec une sensation de faiblesse et la pâleur du visage. Parfois, il semble que la tête soit serrée dans un cercle de fer. M. X.. ne peut rester debout, ne peut marcher, à la ville surtout, dans les rues fréquentées, sans une appréhension constante de perdre l'équilibre.

Il a bon appétit, il digère bien; au début, au mois d'août, la bouche étant un peu mauvaise, on lui fit prendre une purgation saline, puis on lui conseilla des pilules d'aloës et de rhubarbe qu'il abandonna bientôt, en raison de coliques et de diarrhées qu'elles provoquèrent. Il n'y a ni aigreurs, ni nausées, ni flatulences pendant la digestion.

Le sommeil est paisible, seulement il est interrompu, toutes les nuits, par le besoin d'uriner, ce qui n'arrivait jamais autrefois, et les urines sont plus *abondantes*, plus *aqueuses* et plus *claires* qu'à l'ordinaire.

Le teint a notablement pâli, mais il n'y a pas de battements de cœur; le malade dit avoir maigri de dix livres.

Il n'a pas senti de fièvre, ni remarqué de périodicité dans les accidents ; seulement, ils se montrent plus particulièrement dans l'après-midi, à des jours plus ou moins éloignés.

La rate n'est pas hypertrophiée ; il y a plus de 12 ans, d'ailleurs, que le malade n'a eu d'atteinte de fièvre intermittente.

Je ne constate pas de douleur névralgique à la pression des points d'émergence des principaux nerfs de la face et du crâne ; pas de carie dentaire douloureuse ; pas de signes d'intoxication saturnine ; le malade ne fait pas usage du tabac ; rien n'autorise le soupçon d'un tœnia ou d'autres vers intestinaux.

Tout ce que je trouve à noter, après un examen très-attentif des principaux organes et des fonctions les plus importantes, c'est un très-léger bruit de souffle doux, à la base du cœur, au premier temps, semblant se propager un peu dans la carotide droite.

Mon diagnostic fut celui-ci : vertiges nerveux, entretenus par une faible diminution des globules du sang.

C'était au mois d'octobre que j'étais consulté, plus de deux mois après le début des accidents ; des pédiluves chauds, combinés avec des affusions froides sur la tête et sur le reste du corps, la valériane, conseillés par mon père, avaient été utiles ainsi que le séjour à la campagne, mais avaient seulement diminué l'intensité et la fréquence des vertiges.

Je prescrivis tout simplement 4 pilules de Vallet par jour, à prendre aux repas ; régime substantiel ; un peu d'exercice en plein air.

Huit jours après, M. X..., qui était retourné à la campagne, revint me voir. Il s'est assez bien trouvé cette semaine ; mais, sitôt à Nantes, il est plus mal. Il n'ose sortir tout seul en ville ; il doute de ses forces et de sa puissance d'équilibre.

Assis ou couché, il est très-bien. Le pouls est lent, la peau fraîche ; le bruit de souffle carotidien, correspondant au premier bruit du cœur, est un peu plus perceptible.

Continuation des pilules de Vallet, qui n'ont pas troublé la digestion; de plus, trois bains alcalins dans la semaine, d'une heure chacun.

Quelques temps après, M. X... va voir un médecin qui a soigné son oncle pour des vertiges analogues à ceux qu'il éprouve lui-même. Il apprend alors que son oncle s'est fort mal trouvé d'une saignée et s'est guéri par l'usage du fer et du vin de quinquina.

Sandras, consulté à son tour, un peu plus tard, trouve quelque chose de soufflant au cœur, approuve le traitement suivi, et, de plus, ordonne de faire gras tous les jours, sans exception, et de boire de l'eau de Vichy aux repas, afin de faciliter la digestion en présence du fer.

Je revois M. X... au mois de février 1855; il a suivi exactement son traitement. Il est mieux actuellement; la tête est plus solide, la face est fraîche, colorée, l'embonpoint est revenu. Mais le malade est resté très-impressionnable; la station debout le fatigue et il n'a pas encore osé monter à cheval. L'eau de Vichy le dégoûte; on la supprime; le fer est encore continué; deux bains sulfureux sont ordonnés pour chaque semaine.

Peu a peu, la susceptibilité vertigineuse a disparu; le malade a pu cesser son traitement au bout de quelques mois, reprendre l'exercice du cheval et toutes ses habitudes.

Dernièrement encore, il me disait que sa guérison ne s'était pas démentie; seulement, à jeûn, il serait quelquefois assez disposé à prendre le vertige. —

Quelques réflexions sur ce fait intéressant ne seront pas inutiles.

Voilà un sujet éminemment nerveux, ses parents sont nerveux, il a eu précédemment une affection nerveuse de la rétine, très-tenace; après quelques vertiges passagers, éprouvés le matin à jeûn, il est pris, le lendemain d'une course de chevaux, c'est-à-dire après avoir un peu fatigué ses yeux, naturellement très-impressionnables, d'accidents vertigineux très-intenses. Sa constitution, son embonpoint, des bouffées de chaleur vers la face font croire à une congestion cérébrale ; on lui tire un peu de sang. Il se trouve mal, les accidents augmentent. Ce résultat de la saignée, un peu de pâleur du teint, de légers signes d'hydrémie, un flux d'urines claires, propres aux affections nerveuses, tels sont les indices qui, rapprochés des antécédents, mettent sur la voie de la véritable nature des accidents. Le sentiment de fatigue causé par la marche et la station, le soulagement donné par le repos et le séjour au lit, confirment l'idée d'une affection hydrémique et nerveuse ; un traitement franchement tonique et fortifiant, est institué et suivi avec persévérance ; le malade guérit.

Xe OBSERVATION.

En décembre 1855, un de mes anciens maîtres, notre excellent confrère, M. le professeur Thibeaud, me fit examiner un ecclésiastique de ses clients, affecté de vertiges extrêmement incommodes.

Agé de 30 ans, d'une constitution robuste en apparence, d'un tempérament éminemment nerveux, d'un teint pâle et sans embonpoint, ce malade avait été affecté à plusieurs reprises, pendant le cours de ses études théologiques, d'une gastralgie opiniâtre et assez intense pour le forcer de suspendre ses travaux. Ayant fait un séjour de quatre ans dans une paroisse de campagne, sa santé s'améliora.

A la ville depuis un an, mieux nourri cependant qu'à la campagne, il est continuellement souffrant.

Il éprouve presque constamment de la céphalalgie, de la pesanteur de tête, particulièrement au front et dans la région sourcilière. Ce mal commence dès le réveil, dure jusqu'au soir, en augmentant à certains moments d'une manière irrégulière, et devient quelquefois si violent que le moindre mouvement de la tête est insupportable, au point qu'au confessional ce prêtre est parfois obligé de transporter avec les mains sa tête d'un côté à l'autre.

Il y a aussi des élancements douloureux, des battements vers les tempes et la partie postérieure du cou. Le travail intellectuel, la lecture sont impossibles, la vue se trouble. Le vertige apparaît sitôt que le malade est debout pendant quelques minutes; le bruit, le mouvement des charrettes, des voitures l'augmentent. M. X.... se croit emporté par elles; il a été obligé quelquefois de se tenir aux murailles dans les rues, de descendre les escaliers sur le siége et sur les mains, autant que sur les pieds; il ne peut présider les enfants du catéchisme à cause de leurs mouvements; une fois il est tombé à l'autel en officiant.

Assis et surtout couché, le malade se trouve beaucoup mieux que debout; il a quelques palpitations en marchant vite, en montant un escalier. La pâleur habituelle du teint est remplacée momentanément à la moindre occasion de fatigue ou d'émotion par de la rougeur; aussi l'idée que c'est le sang qui le gêne tourmente-t-elle M. X...., d'autant plus qu'il éprouve des engourdissements, des fourmillements dans les pieds et les mains, et parfois des contractions involontaires dans les muscles de l'avant-bras.

Nous constatons que les muqueuses sont peu colorées; il y a un bruit de souffle intermittent simple dans la carotide droite; l'appétit est bon; il n'y a pas de gêne après les repas, sauf un léger degré d'étouffement, tendance à la constipation, pas d'hémorrhoïdes, pas d'aigreurs à l'estomac, etc.

La cause des accidents qui nous étaient signalés, nous semblait bien obscure, quand en parlant du régime, M. X.... nous dit que pour suivre la règle de la maison qu'il habite, il était obligé de souper à 9 heures du soir; mangeant alors de la viande comme à dîner, et se couchant à 10 heures, 10 heures et demie, il croit que cette habitude lui est contraire. Nous n'hésitons pas à partager cette opinion, nous pensons que la digestion peut être pénible, laborieuse, en raison surtout des gastralgies antérieures, par suite de cette coutume; les occupations sédentaires, la contention d'esprit habituelle de M. X... aidant, la céphalalgie, les vertiges et l'hydrémie ont pu se développer.

Une remarque, faite par le malade, confirme cette idée qu'un trouble de la digestion est l'origine de ses souffrances ; toutes les fois qu'il mange de la viande le matin, il est sûr d'avoir tout le jour un mal de tête plus violent.

Nous conseillons de changer l'heure du repas du soir, de manger, au plus tard, à 6 ou 7 heures ; l'usage du fer pendant plusieurs mois ; l'emploi de l'aloès, de temps en temps, pour faciliter les gardes-robes ; la cessation momentanée du ministère ecclésiastique, si cela ne suffit pas.

M. Thibeaud a employé, outre les moyens qui précèdent, les lotions d'eau froide sur le corps le matin, tout cela a eu peu de succès. Mais pendant deux mois passés à la campagne et aux bains de mer, en 1856, M. X.... était devenu très-bien ; il a retrouvé ses souffrances en reprenant ses fonctions. — Je l'ai revu depuis ; il m'a dit que les douleurs s'étaient atténuées et que les accidents vertigineux étaient devenus moins gênants et plus rares. —

L'affection vertigineuse dont je viens de donner la relation, était autant et plus peut-être sous la dépendance de l'hydrémie que sous celle de la contention d'esprit et d'un trouble de la digestion. J'ai cru pouvoir néanmoins la placer ici pour donner un spécimen des faits observés dans la pratique, où l'on voit souvent la cause primitive du mal masquée par des causes secondaires. Mais c'est à l'hydrémie surtout qu'il faut attribuer l'existence des vives douleurs, des élancements qu'éprouvait le malade vers la tête ; les vertiges eux-mêmes n'eussent été sans doute ni si fréquents ni si intenses, sans l'appauvrissement du sang.

XIe OBSERVATION.

Le 6 avril 1858, notre honorable confrère M. Foulon me prie de voir avec lui M. *** littérateur distingué, âgé de 27 ans, d'une bonne constitution, de tempérament nervoso-sanguin, très-impressionnable, ayant le teint pâle en ce moment, mais coloré vers les pommettes en général. Ce jeune homme a quitté la maison paternelle et la petite ville qu'il habitait, depuis trois mois; au lieu du bon régime qu'il avait chez lui, il n'a eu ici que le régime du restaurant. Il ne se rappelle pas avoir eu d'appétit depuis qu'il est à Nantes. En outre il a fait maigre pendant tout le carême qui vient de finir, aux jours prescrits. Il prenait autrefois assez d'exercice; ici il mène une vie très-sédentaire et il a eu beaucoup de travail intellectuel pendant les deux premiers mois. Il s'est fatigué les yeux et la tête, tant à lire qu'à écrire, même pendant la nuit.

Le 31 mars, étant à écrire, il éprouva tout-à-coup des sensations singulières vers la tête, les yeux et la main droite. Il lui est impossible de continuer son travail, il craint de déraisonner s'il parle, il sent qu'il n'est plus maître de sa pensée; la tête lui semble lourde, mais non douloureuse; il est dans une espèce de vague indéfinissable.

En même temps, les yeux semblent couverts d'un nuage, sont fatigués de bluettes, sont incapables d'une lecture suivie, mais pas de sensation de tournoiement.

Un engourdissement se fait sentir à la main droite qui remonte vers le bras, gagne le tronc et la figure, et cause un peu de raideur dans la mâchoire, surtout du côté droit. Mais le malade a parfaitement conscience de tout ce qu'il éprouve, et en garde bien le souvenir, ce qui éloigne toute idée d'une affection épileptique.

Le malade, très-effrayé, demande avec instance et de suite, son médecin, M. Foulon. Il lui dit qu'il a éprouvé ces accidents d'autres fois, et notamment il y a deux ans, toujours à peu près à cette époque, et qu'une saignée les a enlevés rapidement. — Aujourd'hui il nous répète à nous-mêmes cette assertion, et ajoute qu'il y a bien 12 ou 14 ans qu'il a éprouvé des accidents de ce genre, pour la première fois; c'étaient d'abord des espèces de migraines, il vomissait.

M. Foulon pensa tout d'abord à une affection vertigineuse liée à un état d'indisposition gastro-intestinale ; le ventre était libre, sinon relâché, depuis l'arrivée à Nantes. Il prescrivit 5 centigrammes d'émétique, qui ne causèrent qu'un vomissement et pas de selle.

Le 3 avril, vers trois heures, retour des accidents ; le malade tenant beaucoup à la saignée, M. Foulon lui tire 300 grammes de sang.

Le lendemain, 500 grammes, le malade ne se sentant pas mieux. Le sang était riche, noir et très-fibrineux, nous dit notre confrère. Le pouls était lent, régulier, sans dureté pendant l'accès.

Aujourd'hui M. *** est encore fort inquiet ; il dit qu'il a la tête vide, il demande qu'on lui rende son cerveau, se dit incapable de tout, même de lire quelques lignes. — Après avoir appris ce qui précède, je l'interroge et l'examine : les pupilles sont dilatées, le teint est pâle, mais s'anime par moments ; M. *** est au lit et dit s'y trouver mieux que debout ; une fois couché, il a plus de confiance, il ne craint plus autant les accidents qui l'inquiètent. Le pouls est calme, lent, régulier, sans ampleur ni dureté. Il y a du souffle intermittent dans la carotide gauche, continu, avec redoublement, dans la droite, l'appétit est toujours nul ; langue un peu sale et jaune ; des rapports flatulents et aigres après les repas ; sommeil assez bon ; pas de fièvres intermittentes antérieures, pas de gonflement de la rate, pas de périodicité marquée.

Nous prescrivons le repos des yeux et de l'esprit, la macération de quassia amara, des sels alcalins à prendre aux repas ; un régime tonique.

Le 10, M. *** était très-bien et n'avait pas éprouvé de nouvel accès vertigineux.

La pâleur et le souffle carotidien diminuaient. Continuation des mêmes moyens.

Le 22, le mieux a continué, mais après une interruption de quelques jours, le malade a senti le besoin de reprendre son traitement. —

— L'espèce d'*aura* qui se faisait sentir à la main, la lenteur du pouls pendant les accès, l'absence de la sensation de tournoiement au milieu de troubles, évidemment vertigineux, l'inefficacité d'une double émission sanguine exigée par le malade, et le succès rapide d'un traitement très-simple : les amers, les alcalins, un régime tonique au lieu d'un régime débilitant, le repos des yeux et de l'esprit au lieu d'un travail fatigant, telles sont les circonstances les plus remarquables de ce fait.

On voit combien sont variables et bizarres les sensations des vertigineux !

Diagnostic.

Avec quelle autre affection pourrait être confondu le vertige nerveux ? Comment établir d'abord qu'il y a vertige, et ensuite que ce vertige est de cause nerveuse, est nerveux ? Tels sont les points que nous avons à élucider dans ce chapitre.

La sensation vertigineuse est si spéciale, si caractéristique, que chercher pour elle des signes distinctifs doit sembler assez inutile à tous ceux qui l'ont éprouvée. Sans doute, quand elle ne consiste que dans un sentiment de gyration avec quelque trouble léger des sens et de la motilité, il n'est guère possible de la confondre avec un autre accident morbide. Mais nous avons vu combien peuvent être nombreux et compliqués les phénomènes qui s'associent à elle ; nous avons vu qu'elle pouvait être assez intense pour faire tomber à terre le patient comme privé de sentiment. Aussi beaucoup d'auteurs anciens et même des auteurs de nos jours, joignent-ils le vertige épileptique au vertige simple, au vertige nerveux en particulier.

J'ai déjà dit que cette confusion était très-regrettable et n'était fondée que sur des rapports purement apparents et superficiels, tandis qu'en réalité, il y a entre les deux affections une différence radicale et profonde. Dans un cas, il y a épilepsie ; dans l'autre, il y a un léger trouble nerveux, d'une nature infiniment moins sérieuse. Cette distinction, du reste, n'est pas nouvelle, car on la retrouve déjà dans Galien.

C'est au mémoire, si justement vanté, de M. Beau, sur l'épilepsie (1), et aux leçons cliniques de M. Trousseau (2), que j'emprunterai surtout les éléments du diagnostic du vertige épileptique et du vertige nerveux, quoique l'honorable professeur de l'Hôtel-Dieu les réunisse lui-même sous le titre commun de vertiges de nature nerveuse.

Le vertige épileptique, comme le vertige nerveux, varie beaucoup dans ses symptômes, dans sa forme, dans son intensité, dans sa durée, etc. Aussi, c'est également plutôt par des exemples, par la relation des phénomènes bizarres qu'il peut produire, que par une description générale, que les auteurs, cités tout à l'heure, ont cherché à en donner une idée.

Quelquefois, dit M. Beau, l'individu sera surpris tout à coup dans une conversation, et pourra, au bout d'une seconde, achever la phrase commencée. Une jeune fille, citée par M. Trousseau, tronquait des mots en écrivant une dictée. Elle avait un ou plusieurs vertiges instantanés, rapides, pendant lesquels sa plume s'arrêtait sans qu'elle en eût conscience. — J'ai vu un cas analogue à celui-ci : un jeune homme, pris de son accès en écrivant, continuait néanmoins son travail, sans avoir trahi son mal autrement que par une légère pâleur. — Tantôt l'individu ne pourra parler ni se mouvoir, l'intelligence étant à demi conservée. Tantôt il y aura quelques mouvements convulsifs, des actes désordonnés, des paroles incohérentes; d'autres fois, il tombera comme foudroyé et restera une demi-heure ou quelques secondes seulement, privé de sentiment et d'intelligence, sans aucun mouvement convulsif, etc., etc.

---

(1) Archives générales de Médecine, t. II, 2e série.
(2) Journal de Médecine et de Chirurgie pratique, juillet 1853.

M. Trousseau cite une foule d'actes bizarres, accomplis par des malades, sous l'influence du vertige épileptique : certaines personnes prononcent un nom avec véhémence et se promènent rapidement comme poussées par une force irrésistible ; chez d'autres, l'agitation se manifeste vers les yeux ou les membres. Quelquefois, c'est une sensation fugitive, avec douleur vive à l'épigastre, par exemple le malade pousse un petit cri et tout est fini. Il y a des individus qui n'ont qu'un peu d'agitation du larynx, une légère convulsion du diaphragme, un grimacement presque imperceptible. — Le vertige épileptique étant encore fort imparfaitement connu, en raison de ses innombrables variétés, j'ai tenu à rapporter tous ces détails puisés aux meilleures sources, pour mieux montrer la nécessité de sa séparation du vertige nerveux.

Mettant de côté les apparentes ressemblances de ces affections, toutes deux soudaines, rapides, passagères, toutes deux susceptibles d'agir sur toutes les dépendances du système nerveux, pénétrant au fond des choses, ne voyons-nous pas, dans la supension plus ou moins longue, plus ou moins complète de la volonté, de la conscience d'une ou de plusieurs autres facultés, un caractère essentiel du vertige épileptique, caractère qui manque dans le vertige nerveux simple ? Dans celui-ci, en effet, la raison et la conscience conservent toute leur intégrité, la volonté peut être incertaine, toutes les facultés peuvent être plus ou moins troublées, engourdies, mais elles ne sont pas si radicalement suspendues. Le vertige épileptique se manifeste par des actes énergiques, violents, bizarres, des sensations vives, une abolition absolue de la sensibilité, etc. Dans le vertige simple, ce qui domine, c'est la faiblesse, l'incertitude, un malaise, une gêne, un trouble des fonctions, mais rien de plus. Enfin, ce dernier est presque toujours lié à quelque cause occasionnelle, tandis que l'autre revient spontanément.— Il me semble, en un mot, que, dans un cas, le système nerveux subit une atteinte *profonde*, et dans l'autre, suivant l'expression de M. Trousseau lui-même, une atteinte seulement *superficielle*.

Aussi, l'éloquent professeur de l'Hôtel-Dieu ne peut manquer, je crois, d'accueillir tôt ou tard cette distinction entre deux états morbides sur lesquels il se plaît à revenir, et qu'il a tant contribué à faire connaître. Au point de vue pratique, d'ailleurs, cette distinction est très-importante et très-utile, puisque certains vertigineux, nous l'avons vu (observations VIIe, VIIIe et XIe), peuvent se croire ou sembler atteints d'épilepsie. Ce sera un devoir et un plaisir pour le médecin de les rassurer. —

— Il est inutile d'établir le diagnostic du vertige nerveux et de la syncope; les mêmes causes peuvent faire naître ces deux affections; souvent elles se mêlent et s'unissent; ainsi, dans les préludes de la syncope, il y a une sensation de vertige, et réciproquement, dans le vertige, il y a parfois tendance à la syncope; les vertigineux, nous l'avons noté, pâlissent quelquefois subitement, et croient tomber en défaillance.

Mais un examen attentif, le récit que fait le malade des sensations qu'il a éprouvées, la répétition des crises vertigineuses au milieu des apparences extérieures de la santé ne permettent pas de rester longtemps dans le doute sur l'existence ou la non-existence du vertige nerveux, et quand il se présente sous la forme de la syncope il ne réclame, sur le moment, pas d'autres soins qu'elle-même. —

— A présent, tâchons de séparer nettement le vertige nerveux des autres vertiges qui résultent de l'influence directe d'une altération matérielle des solides ou des liquides sur le cerveau.

Nous avons formé trois catégories des vertiges de cause matérielle, suivant qu'il y a lésion organique du cerveau, altération du sang ou empoisonnement.

A chacune de ces espèces de vertiges se rapporte un ordre particulier de symptômes qui manquent dans les vertiges nerveux.

Ce premier caractère différentiel, pour être négatif, n'en est pas moins le plus important. Comme dans la plupart des maladies nerveuses, c'est par exclusion, c'est parce que l'on ne découvre aucun signe de pléthore, d'anémie, de lésion encéphalique ou d'empoisonnement que l'on arrive à conclure à l'origine purement nerveuse d'une affection vertigineuse.

On cherche ensuite la confirmation de cette pensée dans la présence de certains symptômes nerveux, proprement dits, qui ne manquent pas plus, nous l'avons vu, au vertige, qu'aux autres troubles nerveux. — Ces symptômes, à la vérité, ne sont pas toujours les mêmes; ils varient suivant le point de départ du désordre; mais ils ont tous, au moins, un cachet qui révèle leur nature.

Caractères propres des vertiges nerveux.

En résumant ce que les faits particuliers nous ont appris, nous voyons, en effet, que les vertiges nerveux habituels, les seuls dont nous devions nous préoccuper, se montrent ordinairement chez des individus très-nerveux, très impressionnables, que cette disposition soit innée chez eux, ou bien engendrée par les chagrins, les travaux de l'esprit, les veilles, les fatigues, les douleurs ou les plaisirs. Aptes à subir à peu près toutes les maladies nerveuses, ils trouvent souvent dans des occupations sédentaires, des habitudes énervantes, dans une susceptibilité particulière de leurs sens et surtout des yeux, dans des névralgies, des migraines, des troubles de la digestion, des vers intestinaux, dans un état hystérique ou hypochondriaque, la goutte, etc., de nouvelles causes prédisposantes au vertige nerveux.

Il ne faudrait pas inférer de là pourtant que ces malades sont toujours d'une constitution faible et délicate; on sait très-bien que la susceptibilité nerveuse se rencontre fort souvent chez des gens robustes et vigoureux. C'était le cas de plusieurs des sujets que nous avons vus.

La sensation de tournoiement, les bourdonnements, les sifflements d'oreille, *l'incertitude des mouvements, de la station, de la marche, les chutes même* se rencontrent dans les vertiges de toute espèce ; l'intensité des accès peut varier également pour tous. Mais, dans les accès de vertige nerveux, leur répétition quelquefois incessante pendant plusieurs heures de suite, un certain embarras tout particulier des fonctions cérébrales, un sentiment de malaise vague, de fatigue, de défaillance, les changements alternatifs de couleur de la face, les nausées, les vomissements sont des caractères assez sûrs et assez communs. Nous avons vu noté, dans plusieurs cas, le pouls lent, d'une lenteur remarquable même (obs. IVe), peu plein, peu résistant au doigt ; d'autres fois il y a des palpitations (observations Ire, X^e^). Des spasmes, des éructations aigres ou nidoreuses, l'influence de la faim ou de causes occasionnelles insignifiantes qui ne peuvent avoir de prise que sur un système nerveux surexcité ou affaibli, un flux d'urines aqueuses, sont encore des indices utiles.

Dans deux cas (observations VIe et XIe) la sensation de tournoiement n'existait pas, et cependant les malades ne pouvaient comparer qu'au vertige les sensations qu'ils éprouvaient, et les phénomènes vertigineux, quoique incomplets, n'étaient pas douteux. Cette sensation de tournoiement très-fréquente dans les vertiges nerveux et anémiques, est beaucoup plus rare dans le vertige pléthorique.

L'absence de confiance en eux-mêmes, le penchant instinctif irrésistible, que tous les malades éprouvent pour rester appuyés, assis ou couchés, l'assurance qu'ils retrouvent quand ils sont accompagnés dans la rue (observations IVe et IXe), l'influence favorable du repos, sont encore des circonstances bien remarquables. Tous craignent un *coup de sang*, et la saignée presque toujours augmente les accidents.

Enfin, la singulière coïncidence de la surabondance des acides de l'estomac avec le développement des accès de vertige nerveux ne doit pas être oubliée.

A l'aide des symptômes négatifs d'une part, de quelques-uns de ces symptômes positifs de l'autre, il est ordinairement facile de se fixer sur la réalité de l'existence du vertige nerveux Nous allons voir cela plus amplement en le comparant aux autres vertiges.

Commençons par établir le diagnostic du vertige nerveux et des vertiges dus à une altération du sang.

On pourrait rattacher à la pléthore et à l'anémie toutes les altérations du sang qui ont été reconnues comme des causes de vertiges, et regarder avec MM. Trousseau et Pidoux (1) comme dus à une pléthore morbide, tous les vertiges qui s'observent au début de certaines maladies, dans les fièvres éruptives, le typhus, la fièvre typhoïde, la peste; dans les suppressions d'ulcère, d'exécutoire, de dartres, d'un flux quelconque, etc.

On rattacherait de même à l'anémie ou à la chloro-anémie les vertiges qui se montrent dans les convalescences (2) dans certains cas de grossesse (3), chez les nourrices après un allaitement trop prolongé; dans la dyssenterie et la diarrhée chroniques, l'intoxication paludéenne, l'albuminurie, etc.

Il est certain que dans les premiers cas, il y a quelque chose d'ajouté aux éléments naturels du sang, tandis que dans les seconds, il a été appauvri et privé d'une partie de ses principes constituants.

Le diagnostic des vertiges dus à une altération du sang, par rapport au vertige nerveux, peut donc être établi d'une manière suffisante et bien complète, en ne s'occupant que des vertiges produits par la pléthore et l'anémie; seulement il ne faudra pas perdre de vue les diversités d'origine de ces états du sang.

---

(1) Tome I, pag. 643 et suivantes, du traité de thérapeutique.

(2) Becquerel et Bodier. Traité de chimie pathologique.

(3) Beau; mémoire sur les bruits des artères. Cazeaux; de la chlorose chez les femmes enceintes: traité d'accouchement.

Caractères distinctifs des vertiges produits par la pléthore et du vertige nerveux.

Si les vertiges pléthoriques se présentaient toujours escortés des symptômes les plus apparents de la pléthore : rougeur de la face, tension et gonflement des veines ; hébétude, tendance au sommeil ; battements artériels très-forts ; pouls plein, large, développé, sans fièvre ; disposition aux congestions et aux hémorrhagies actives, etc., nous ne serions pas embarrassés pour les distinguer des vertiges nerveux.

Non-seulement tous ces symptômes ne sont pas les constants et fidèles acolytes de l'état pléthorique, mais on ne s'accorde même pas sur ce qui constitue, en réalité, cet état : la surabondance du sang (1), l'augmentation des seuls globules sanguins (2), ou bien encore une vitalité exagérée du système vasculaire, un état morbide particulier de l'appareil sanguin (3).

Il résulte de cette divergence d'opinions que certains auteurs voient de la pléthore là ou d'autres n'en admettent pas. Et, tandis que, d'après MM. Becquerel et Bodier, les symptômes de la pléthore, compatibles avec toutes les compositions possibles du sang, sont toujours identiques, cèdent toujours aux mêmes agents thérapeutiques, il y a, suivant d'autres écrivains, MM. Trousseau et Pidoux, en particulier, une pléthore *latente*, une pléthore *larvée* qui ne se révèle par aucun des symptômes ordinaires, et sur laquelle on ne peut être éclairé que par le témoignage des malades qui, en présence d'un phénomène plus ou moins fugitif, plus ou moins bizarre, disent au médecin que la saignée les soulage dans ces cas-là.

---

(1) Les anciens, Rabaux, MM. Becquerel et Bodier.

(2) La plupart des modernes, et à leur tête MM. Andral et Gavaret.

(3) MM. Trousseau et Pidoux. (Traité de thérapeutique.)

Je ne suis pas porté, je l'avoue, à étendre, aussi loin que les honorables auteurs du traité de thérapeutique, le domaine de la pléthore, et il me semble difficile d'admettre, comme signes propres de cet état chez quelques individus, des symptômes aussi légers que ceux-ci : une certaine peine à respirer, une douleur pressive à l'épigastre, une rougeur ou une cuisson des yeux, des picotements de la peau, le gonflement des veines du front et du dos de la main; une grosse toux sèche, creuse, incessante, l'aphonie, la sécheresse de la muqueuse nasale ou pharyngienne; le goût de sang dans la bouche, l'engourdissement d'une des extrémités, l'exhalation de quelques gouttes de sang par un cautère dont le pus se tarit; la rigidité des cheveux, une certaine sensibilité du cuir chevelu et la teinte jaunâtre de la face.

Je ne nie pas la valeur de la plupart de ces phénomènes, joints au témoignage du malade qui affirme avoir été soulagé dans ces circonstances par une évacuation sanguine, mais je n'oserais, d'après ces seuls indices, ni prononcer qu'il y a pléthore, ni recourir de nouveau à la saignée.

Si l'on voulait céder à des instigations aussi peu positives, on tirerait chaque jour du sang à une foule de chlorotiques et d'anémiques, car ces malades n'ont souvent foi que dans la saignée, qui leur procure, il est vrai, assez souvent un soulagement momentané, qui peut, par fois même leur être réellement utile, mais qui, indûment faite ou répétée, augmente presque toujours plus tard leurs accidents.

Il ne faut pas confondre avec la vraie pléthore, cette fausse pléthore, si commune de l'anémie, de la chlorose, si bien décrite par M. Beau.

Dans la vraie pléthore, les évacuations sanguines atténuent ou dissipent les symptômes d'une manière réelle et durable. Mais comment distinguera-t-on le vertige pléthorique, qui commande la saignée, du vertige purement nerveux qui ne l'admet pas?

Si la coloration de la face, l'ampleur du pouls, les apparences du tempérament sanguin n'accompagnent pas toujours le vertige pléthorique, il y a néanmoins quelques symptômes, quelques circonstances qui trahissent presque toujours la nature de ce vertige. Ainsi, le sentiment de plénitude et de lourdeur générales; la céphalalgie, la tendance au sommeil, les battements artériels énergiques vers le cou et les tempes, la disposition aux congestions et aux hémorrhagies actives ne manquent guère aux vertigineux pléthoriques.

En second lieu, les circonstances qui diminuent ou qui augmentent le malaise et les accidents ont une très-grande importance : à jeûn, après un exercice modéré, après un flux de sang spontané, dans la position verticale, ces malades se trouvent beaucoup mieux; au contraire, après un repas copieux, après avoir dormi, lorsqu'ils mènent une vie sédentaire ou restent longtemps au lit, ils se sentent et deviennent plus mal; en un mot, tout ce qui facilite la circulation, sans l'exagérer outre mesure, les soulage; tout ce qui la retarde et la gêne leur est défavorable.

Dans les vertiges nerveux, on n'observe pas cette pesanteur universelle dont se plaignent les pléthoriques; ce qui domine, c'est plutôt un sentiment de malaise vague, d'incertitude, de faiblesse.

On pourrait, il me semble, établir, entre ces deux sensations, la différence qui existe entre les impressions d'un homme abondamment repu et celle d'un malheureux qui souffre de la faim; cette comparaison peut être soumise à un malade intelligent.

La céphalalgie est rare dans le vertige nerveux pur de toute complication; la tête est seulement *étonnée*, quelquefois elle semble *vide*, quelquefois elle est *lourde*. La tendance au sommeil n'est pas plus prononcée que de coutume; les troubles de la vue consistent surtout en des formes confuses, des nuages, des vapeurs, des objets bouleversés; la sensation de tournoiement est beaucoup plus fréquente que dans la pléthore; mais ces troubles et ceux de l'ouïe ne se montrent pas autant que dans celle-ci, en dehors des accès vertigineux. S'il y a parfois de la rougeur, des bouffées de chaleur vers la face, ce *raptus* sanguin est très-court, peu intense, et bientôt remplacé par un état contraire que révèle la pâleur des traits; enfin, on observe souvent des défaillances, des palpitations, des nausées, des vomissements qui manquent dans la pléthore; le pouls peut être lent, mais il n'est ni dur ni ample.

D'un autre côté, le repos, la tranquillité, le séjour au lit, loin d'augmenter la plupart des vertiges nerveux, comme le vertige pléthorique, diminuent leur intensité; la station debout, la marche, le mouvement, les augmentent ou les rappellent. Nous avons vu que le sujet de l'observation IVe était obligé de rester couché une heure ou deux après ses accès de vertiges, ne pouvant alors marcher qu'en chancelant et avec l'appui d'un bras ou d'objets à sa portée.

La considération des habitudes, du régime, du tempérament, de la constitution, des maladies antérieures, achèvera de porter la lumière dans l'esprit du médecin; si cependant des doutes lui restaient encore, la méthode exploratrice, employée avec toute la prudence requise, mettrait fin à son embarras.

L'effet des évacuations sanguines sur le vertige nerveux est si évidemment défavorable (observations IVe, IXe, XIe, etc.), M. Trousseau le proclame aussi (1), et si avantageux dans le vertige pléthorique qu'il n'y a plus d'hésitation possible.

« En 1811, dit J. Franck, je vis une femme, à Wilna, qui, arrivée à son septième mois de grossesse, ne pouvait quitter son lit sans tomber dans un vertige caduc. Comme la malade était grêle et ne présentait aucune marque de pléthore, je prescrivis d'abord la liqueur anodine et l'esprit succiné de corne de cerf; mais ces remèdes ayant augmenté le mal, aussitôt j'eus recours à une saignée qui enleva sur le champ et parfaitement le vertige. »

---

(1) Bulletin thérapeutique, 30 avril 1856.

Il faut d'ailleurs, dans certains cas, nous l'avons vu, tenir compte à la fois de l'influence de la pléthore et d'une influence nerveuse dans la production du vertige. Ces deux causes, en effet, peuvent être combinées pour concourir au même résultat. C'est alors que la sagacité du médecin a surtout sujet de s'exercer pour faire à chacune la part qui lui revient. Chez les pléthoriques, on le sait, c'est ordinairement à *l'occasion* de travaux intellectuels, d'émotions, de vives impressions sensoriales, d'un mouvement brusque, d'une digestion difficile, etc., que les vertiges se manifestent.

Il faut comprendre alors que toutes ces causes, sources fréquentes du vertige nerveux, ne jouent là qu'un rôle tout à fait secondaire, et que la pléthore est le fond réel de la maladie et l'ennemi principal à combattre.

Caractères distinctifs des vertiges produits par l'anémie et du vertige nerveux.

Ainsi que je l'ai annoncé plus haut, je renferme ici la chlorose et tous les genres d'appauvrissement du sang dont le vertige est un des symptômes; que la masse du sang soit diminuée, que les globules seuls soient en moindre proportion ou que les quantités normales de l'albumine, de la fibrine, aient aussi baissé.

Le vertige anémique se présente avec des symptômes beaucoup plus nets, plus constants, plus positifs que le vertige pléthorique. La décoloration de la peau (1) et des muqueuses, les palpitations, l'essoufflement, la diminution des forces, la courbature, la céphalalgie, la dilatation de la pupille (M. Beau), les douleurs névralgiques, les diverses névroses, les bizarreries de l'appétit, les troubles menstruels, les hémorrhagies, l'œdème, les hydro-

(1) Quelquefois les pommettes des chlorotiques sont colorées, mais la pâleur se manifeste toujours plus ou moins autour du nez et des lèvres.

pisies, etc. Voilà une série des symptômes possibles, dont quelques-uns permettront toujours de retrouver la trace de l'altération du sang. Mais un signe reste encore, le plus important de tous, parce qu'il est l'expression *directe* de l'appauvrissement du sang ; je veux parler des bruits anormaux du cœur et des artères. Au cœur, bruit de souffle doux, siégeant à la base de cet organe, coïncidant avec le premier temps et se propageant dans l'aorte ; du côté des carotides, souffle intermittent simple ou double, bruit continu simple ou avec redoublement, tels sont, en l'absence de lésion organique du système vasculaire, les indices positifs de l'anémie. Je renvoie aux ouvrages classiques, et particulièrement à ceux de M. le professeur Bouillaud, de MM. Barth et Roger, et aux travaux si intéressants de M. Beau, pour l'étude de ces bruits pathologiques.

Si quelques-uns de ces symptômes, tels que la pâleur de la face, les palpitations peuvent accompagner aussi le vertige nerveux, ils ne se montrent, en général, que pendant les accès, ils ne sont pas habituels. L'embarras de la tête ordinairement ne s'accompagne pas de douleur ; au lieu de la diminution des forces, il y a plutôt de l'hésitation, de l'incertitude, de la défiance dans l'exercice des puissances musculaires ; car les malades retrouvent des forces quand ils sont accompagnés. Enfin les bruits anormaux du cœur et des gros vaisseaux et les autres signes de l'anémie et de la chlorose font aussi défaut.

Après tout, l'alliance des troubles nerveux et de l'hydrémie est si fréquente dans la production des affections vertigineuses, qu'il faut bien souvent tenir compte de ces deux ordres de causes, en cherchant seulement quel est le trouble primitif, générateur, pour diriger contre lui la plus grande somme de ses moyens. Les vertiges nerveux dans lesquels il faut particulièrement se préoccuper de cette complication anémique, sont d'abord les vertiges dus aux divers troubles de la digestion ; la dyspepsie, quelle que soit sa cause, engendre bien vite, par suite de l'imperfection de la nutrition, un appauvrissement du sang. Je citerai, en second lieu, les vertiges dus à l'onanisme, aux excès vénériens, les vertiges des convalescents, des névropathiques, des femmes enceintes, dans certains cas.

Mais plus souvent encore, l'anémie sera la cause prédisposante à laquelle des causes nerveuses accidentelles venant se joindre, le vertige prendra naissance.

Caractères distinctifs des vertiges produits par une lésion organique cérébrale et du vertige nerveux.

Elles sont nombreuses, nous l'avons vu (page 10), les maladies de l'encéphale qui peuvent donner lieu à des vertiges ; elles portent sur le cerveau lui-même ou sur ses enveloppes, ou partent des organes voisins. Mais celle qui est surtout l'objet des préoccupations des malades et qui, en effet, mérite le plus notre attention, est, sans contredit, la *congestion cérébrale.*

Dans les préludes de la congestion cérébrale, quand on ne constate encore que les signes avant-coureurs de cette affection, le vertige, qui en est un des principaux, offre tous les caractères du vertige pléthorique ; car c'est à la pléthore que la plupart des congestions cérébrales doivent leur origine. Je ne reviendrai donc pas sur ce point éclairci précédemment ; seulement je recommanderai encore de prêter la plus grande attention à l'examen des circonstances qui aggravent ou diminuent les accidents.

Mais si le mal est plus sérieux, plus avancé, si la congestion cérébrale est accomplie ou actuelle, comment la distinguera-t-on d'un accès de vertige nerveux ? Les mêmes causes (émotions morales, travaux intellectuels, exercice musculaire exagéré, constipation, excès vénériens, etc.), sont susceptibles parfois de donner lieu aux deux états morbides ; elles ne peuvent donc pas éclairer suffisamment le praticien embarrassé.

Dans un grand nombre de cas cependant, l'hésitation

ne sera pas possible. S'il y a paralysie ou perte de connaissance, ou des convulsions, ou du délire, dans tous les cas graves, en un mot, la congestion cérébrale ne pourra être méconnue.

Il ne peut y avoir de doute que dans les cas légers. Si la congestion s'est préparée longtemps à l'avance, s'est établie *lentement*, on recueillera de la bouche des assistants ou du malade lui-même, qu'il avait habituellement la tête lourde, douloureuse, une grande tendance au sommeil, des éblouissements, etc.; ensuite on constatera d'autres signes qui se montrent aussi dans la congestion *brusque et subite*. Les plus importants sont :

1° La rougeur persistante de la face; dans le vertige nerveux, si cette rougeur existe, elle alterne avec de la pâleur.

2° Une certaine hébétude, un peu d'engourdissement du sentiment de la conscience individuelle, de l'embarras dans la parole; dans le vertige nerveux, la conscience et la raison sont parfaitement intacts; elles voient, elles jugent tous les désordres; la parole peut être hésitante, les idées confuses et incohérentes, mais il y a bien rarement de la peine à s'exprimer; le malade peut, au contraire, rendre un compte exact de toutes les bizarres sensations qu'il éprouve.

3° L'énergie des battements artériels; le pouls dans la congestion est large, dur, lent; dans un accès de vertige nerveux, il y a parfois, au contraire, des palpitations, le pouls n'offre pas ces caractères d'ampleur et de dureté; si d'autres fois il est lent pendant les crises, comme dans les observations IVe, IXe et XIe, il est faible en même temps.

4° Un autre caractère, sur lequel M. le professeur Trousseau insiste avec raison, c'est que le vertige de la congestion cérébrale ne s'accompagne pas comme le vertige nerveux de nausées, de vomissements, et j'ajouterai, d'un sentiment ordinaire de défaillance.

5° Enfin il faut considérer l'attitude qui convient le mieux aux malades dans ces cas-là. — La tendance congestive dans l'un, la tendance plutôt syncopale qui existe dans l'autre, expliquent pourquoi le décubitus dorsal nuit dans le coup de sang, et se montre favorable dans la plupart des vertiges nerveux.

Voilà des différences assez tranchées ; qu'on n'oublie pas, cependant, que la même cause pouvant donner lieu quelquefois à la congestion cérébrale et au vertige nerveux, il faut admettre parfois l'influence combinée d'un mouvement sanguin et d'un trouble nerveux, et agir en conséquence.

Comme prodrôme de l'apoplexie, le vertige offre les mêmes caractères que dans la congestion cérébrale ; de même pour les inflammations aiguës du cerveau ou des membranes. Les signes propres de ces affections ne laissent pas d'ailleurs de place à l'erreur ou au doute vis-à-vis du vertige nerveux.

Mais, pour les inflammations chroniques, le ramollissement, les tumeurs, les collections qui peuvent altérer ou comprimer le tissu de l'encéphale, les vertiges, symptômes encore très-fréquents, se distingueront à d'autres signes des vertiges purement nerveux.

La douleur de tête, habituelle ou permanente, en un point fixe, toujours le même, l'altération ordinairement lente et progressive des facultés intellectuelles, de la mémoire en particulier, la perte d'un ou de plusieurs sens, la diminution de la sensibilité ou du mouvement dans un membre ; des paralysies, des contractures, des convulsions, des pertes de connaissance, tous symptômes que ne présente jamais le vertige nerveux.

Il ne faudrait pas invoquer, dans ces vertiges, liés à une lésion organique cérébrale, comme pour la pléthore et la congestion cérébrale, le signe tiré de la diminution des accidents par la station verticale et par un exercice modéré. On les voit, en effet, souvent s'exaspérer par le moindre mouvement ; les nausées et les vomissements sont aussi fréquemment observés (1) ; mais alors les caractères de la maladie sont si prononcés, que le doute sur la nature des vertiges n'est pas permis. Les commémoratifs ne devront pas être oubliés, et les causes traumatiques, les lésions du crâne, les otorrhées chroniques, etc., seront prises en sérieuse considération et seront une nouvelle présomption de l'existence d'une lésion organique du cerveau.

Pour achever le diagnostic du vertige nerveux, il faut encore songer à le distinguer des vertiges causés par divers poisons. J'ai énuméré (page 10), les agents toxiques qui déterminaient le plus souvent ce symptôme. Mais il serait aussi fastidieux qu'inutile de rappeler ici tous les caractères de ces empoisonnements, qui, avec les commémoratifs, sont les seuls fondements du diagnostic. Je me contenterai de faire observer, encore une fois, que, dans les vertiges de cause nerveuse, il sera souvent indispensable de tenir compte de l'influence concomitante d'agents tels que le tabac, le café, les alcooliques, dont l'usage est si général et l'abus si fréquent.

La nature nerveuse d'une affection vertigineuse une fois établie, il reste à découvrir le trouble nerveux qui en est la source, c'est-à-dire à reconnaître l'espèce de vertige nerveux à laquelle on a affaire.

Or, nous avons vu, en étudiant ses espèces et variétés, que l'on pouvait être mis sur la voie du trouble nerveux qui en était la cause, par les symptômes plus prononcés du côté de l'organe ou de la fonction qui étaient le point de départ du désordre, c'est ainsi que, dans les vertiges, dus à des actes intellectuels, dominent les troubles de la pensée ; dans les vertiges produits par des sensations vives, les troubles des sens, et ainsi de suite. De même encore, les vertiges causés par un trouble de la

---

(1) Lallemand, lettres sur l'encéphale. (Lettre 4, observation 32.)

digestion, par la surabondance des acides de l'estomac, par la tœnia, se trahissent par quelques symptômes dyspeptiques, sur la valeur desquels, il est vrai, il faut être prévenu pour y prendre garde, mais qui n'en sont pas moins d'utiles indices.

Il est donc nécessaire de retenir toutes les petites particularités que j'ai signalées à l'égard des principales variétés de vertige, pour arriver sûrement à la découverte de la cause des accidents, but essentiel de nos recherches.

Voilà les éléments du diagnostic ; je termine ce chapitre en répétant, à l'exemple de M. le professeur Rostan, qui donne si souvent cet excellent conseil à sa clinique : « Ne vous arrêtez pas à un diagnostic avant d'avoir passé en revue toutes les fonctions de l'économie, même quand vous croirez avoir trouvé une explication satisfaisante des accidents vertigineux. »

Rappelez-vous qu'ils sont souvent liés à la réunion de plusieurs influences de même nature ou de nature différente. Rappelez-vous surtout que l'anémie est souvent associée à des causes nerveuses, que divers troubles digestifs, plus ou moins obscurs, sont aussi bien souvent à rechercher dans le vertige nerveux.

Tout voir, tout examiner, n'est pas une vaine précaution dans des maladies aussi bizarres et aussi complexes que les maladies nerveuses.

Pronostic.

Par tout ce qui précède, il est facile de voir que le but principal de ce travail est de rassurer un grand nombre de vertigineux, qui se croient à tort menacés des plus graves désordres du côté du cerveau; de rassurer, en même temps, les médecins qui, malgré les remarques très-positives de certains auteurs, tant anciens que modernes, partagent encore les craintes de ces malades; de convaincre enfin les uns et les autres que dans une foule de cas, le vertige n'est qu'un désordre nerveux, essentiel ou sympathique, et ne doit pas causer plus d'inquiétude qu'un grand nombre de symptômes nerveux analogues.

Les vertiges nerveux *accidentels* ou *passagers*, en raison de la fugacité et de l'évidence de leur cause, jouissent déjà du privilége de n'occasionner aucun souci. Il faut que les vertiges nerveux *habituels* ou *à répétition*, qu'il est impossible de séparer des précédents, nonobstant la permanence et l'obscurité de leur cause, participent désormais du même avantage et soient dépouillés même de leur apparente gravité.

Nous avons été conduits, par une pente insensible de la première espèce de ces vertiges à la seconde, des plus simples aux plus compliqués, des plus clairs aux plus obscurs, des fugitifs aux rebelles.

Ils peuvent tous être compris, par conséquent, dans le même pronostic quant à leur nature, malgré les différences de durée et d'intensité des accidents auxquels ils donnent lieu. Mais ceux de la seconde espèce, en raison de leurs caractères propres, l'obscurité de leur origine, leur ténacité, leur répétition quelquefois incessante, devront toujours être examinés sérieusement.

Il n'est pas toujours facile de persuader à des malades qui se voient forcés par des accidents vertigineux réitérés de renoncer à leurs travaux, à leurs fonctions, à l'accomplissement de leurs devoirs, à leurs goûts, à leurs habitudes, et même aux actes les plus ordinaires de la vie, qu'ils ne sont atteints d'aucune affection grave; il n'est pas toujours facile non plus, de vaincre la disposition vertigineuse, de supprimer complètement les accès et d'en prévenir le retour. — En général cependant, soit spontanément, soit surtout à l'aide d'une médication sagement instituée, on voit s'atténuer les prédispositions les plus prononcées, et guérir les maladies qui provoquent ou entretiennent les accidents. — Mais, comme le dit M. Trousseau à propos du vertige stomachique, les récidives sont fréquentes.

Il est inutile d'entrer à présent dans des détails au sujet des variétés de vertige que nous avons étudiées. Le pronostic particulier de chacune ne peut plus occasionner ni embarras ni hésitation, sitôt que la cause en a été reconnue.

Traitement.

Il serait de même inutile de consacrer un chapitre spécial à l'étude du traitement des vertiges nerveux, s'il suffisait de s'adresser à la cause qui les provoque ou les entretient, pour les voir aussitôt disparaître. Sans doute, il en est ainsi pour un grand nombre d'entre eux, pour tous les *vertiges accidentels* par exemple. Quand on ne peut se soustraire à l'influence des causes qui les déterminent, on parvient, en général, à surmonter leurs effets par l'habitude. Il est cependant des personnes qui, par suite d'une prédisposition très-marquée, ne peuvent jamais monter sur un édifice, valser, aller en voiture, à plus forte raison naviguer, sans les désordres les plus incommodes et les plus fatigants.

Il y a donc lieu de chercher les moyens d'atténuer, sinon de vaincre cette fâcheuse prédisposition, si l'habitude seule n'en triomphe pas.

Pour les *vertiges habituels ou à répétition,* entretenus par des états morbides, parfois il sera possible de les faire cesser presque instantanément en faisant disparaître ces états eux-mêmes; par exemple, dans le cas de vers intestinaux.

Mais, le plus souvent, les affections auxquelles sont liés les accidents vertigineux, ainsi les troubles de la digestion, la constipation; l'affaiblissement qui suit les veilles, les plaisirs, les chagrins, les excès, sont difficiles et longues à guérir. Il ne suffira pas, par conséquent, de prendre le mal par sa racine, d'instituer une médication rationnelle, laissant libre carrière aux manifestations vertigineuses, jusqu'à ce que les remèdes aient agi; c'est comme si, dans la chlorose, on se bornait à prescrire le fer, sans s'inquiéter des innombrables complications morbides qui peuvent surgir sur son terrain. Les désordres vertigineux doivent être eux-mêmes combattus; on doit s'efforcer d'en prévenir le retour, de même encore que dans la chlorose on combat, on cherche à prévenir les névralgies, les étouffements, les migraines, etc.; sans cela, les moyens les plus judicieux échoueraient. Car, il ne faut pas l'oublier, souvent les effets deviennent causes, surtout dans les maladies nerveuses; les accidents secondaires entretiennent et reproduisent les accidents primitifs; ceux-ci réagissent de nouveau, et le pauvre patient se trouve enfermé dans un cercle de désordres toujours renaissants.

Les bases du traitement à instituer contre les vertiges nerveux, parvenus par la gêne, l'incommodité ou l'inquiétude qu'ils occasionnent au degré d'une véritable maladie, d'une maladie pour laquelle on consulte, devront donc être celles-ci :

1° Eloigner ou combattre les causes qui les provoquent ;

2° Atténuer la prédisposition vertigineuse, si elle est très-prononcée ;

3° Agir, s'il le faut, contre les accès, mais surtout s'efforcer d'en prévenir le retour.

Pour remplir la première indication, il suffira parfois d'éclairer le malade sur l'origine des accidents dont il se plaint, de lui donner des conseils de modération dans les travaux intellectuels, dans les veilles, dans les plaisirs, de lui recommander certaines précautions pour ménager la sensibilité exaltée de certains sens, ou bien de l'inviter à prendre quelque distraction et quelque repos.

Je n'ai pas besoin de spécifier les cas auxquels je fais ici allusion. Une fois qu'on est prévenu que toute dépense exagérée d'influx nerveux, une concentration trop prolongée des facultés sur un point, une surexcitation trop vive de certaines fonctions peuvent être la source de l'état vertigineux, le bon sens indique assez la conduite à tenir pour en empêcher les manifestations.

S'il y a, au contraire, un état morbide ou divers états

morbides même qui se présentent comme points de départ des désordres vertigineux, il faudra tout d'abord instituer le traitement le plus propre à faire disparaître ces conditions anormales. Ainsi l'on combattra la migraine, les névralgies de la face et du crâne, l'épuisement nerveux qui suit les excès et les maladies, l'état hystérique ou hypochondriaque, les divers troubles de la digestion, les vers intestinaux, la constipation, les déplacements de l'utérus....., en un mot, toutes les causes prédisposantes, tous les états morbides dont le vertige est un des résultats sympathiques. Le traitement de ces états eux-mêmes variera nécessairement suivant une foule de circonstances; je n'ai pas à l'indiquer ici.

Je ferai seulement une exception pour le vertige lié à la surabondance des acides dans l'estomac qui est un des plus communs et l'un de ceux qui causent le plus de tourments aux malades.

Si l'on se bornait à saturer les acides du ventricule à mesure qu'ils se produisent, on n'obtiendrait qu'un résultat fort incomplet. Il faut viser plus haut et chercher à modifier l'état nerveux anormal de l'estomac qui favorise tout à la fois leur production et la susceptibilité vertigineuse qui en est la suite. Or, MM. Bretonneau et Trousseau ont donné pour cela une formule qui peut éviter bien des tâtonnements, dont j'ai éprouvé plusieurs fois l'efficacité et qu'il me semble utile par conséquent de reproduire :

1° R. Bicarbonate de soude 0 gr. 50 à 0 gr. 60
Carbonate de magnésie 0 25 à 0 30
M.; faites 9 paquets semblables.

3 de ces paquets sont pris par jour, dans un peu d'eau sucrée à des moments éloignés des repas.

2° R. Copeaux de quassia amara 2 gr.

Faites infuser à froid pendant 12 heures, dans un demi verre d'eau, puis décantez et sucrez, à boire par moitié, au début du déjeûner et du dîner.

Ce traitement si simple réussit très-souvent à lui seul. Mais quelquefois il faut y joindre, comme dans notre observation IVe, les lotions froides et autres moyens.

Les récidives étant fréquentes, il est bon d'employer cette médication, pendant 10 ou 12 jours d'abord, bien que les accidents cessent souvent avant ce temps, puis d'y recourir de nouveau préventivement tous les deux ou trois mois (Trousseau).

Pour les personnes riches, les prises alcalines peuvent être remplacées, comme le conseille Sandras, par l'usage aux repas de l'eau de Vichy naturelle ou de l'eau de Pongues, plus agréable que celle-ci.

La *première* indication, l'indication *capitale*, celle qui s'adresse à la cause du mal étant ainsi remplie, on peut se trouver, ai-je dit, en présence d'une prédisposition, naturelle ou accidentelle, très-marquée pour le vertige.

Pour assurer, pour hâter au moins le succès de la médication, il faut tâcher d'atténuer et même de vaincre cette prédisposition.

Cela n'est pas facile en général; car elle se rencontre surtout chez les hystériques, les hypochondriaques, les individus voués par nature aux maladies nerveuses les plus variées et les plus bizarres. Or, toutes les ressources de l'art s'épuisent, on le sait, bien souvent, contre ces névroses protéïformes.

Soustraire le système nerveux aux causes multipliées de surexcitation et d'affaiblissement que la civilisation a créées autour des gens du monde; développer l'activité et l'énergie des fonctions nutritives, voilà, à mon sens, les deux préceptes qu'il faut suivre, autant que possible, pour combattre efficacement la prédisposition vertigineuse.

Car on ne saurait trop le redire avec Réveillé-Parise : « *Plus le système nerveux est excité, plus il s'affaiblit; plus il s'affaiblit, plus il est disposé à l'excitation.* »

D'autre part, en présence des névropathiques, il faut toujours avoir présente à la pensée cette parole du père de la médecine. *Sanguis frenat nervos*, le sang dompte les nerfs. Il est donc essentiel de maintenir la régularité des fonctions digestives qui préparent et fournissent au sang ses matériaux, de recommander une vie calme, régulière, active cependant, pour diminuer la susceptibilité au vertige nerveux comme aux autres maux de nerfs.

Un régime substantiel et fortifiant ; des toniques, le vin de Bordeaux, le fer, le quinquina, les amers, l'exercice, en plein air, à la campagne surtout ; l'emploi méthodique de quelques-unes des pratiques hydrothérapiques, telles que les lotions d'eau froide le matin au sortir du lit ; les bains salés, sulfureux, alcalins ; les bains de mer ; les eaux minérales, prises à la source, surtout Vichy, Pougues, Ems, Spa, Niederbroun, Schwalbach ; la distraction, les voyages, tels sont les moyens auxquels il faudra principalement avoir recours.

Bien des remèdes tant internes qu'externes ont été donnés par de graves auteurs comme des spécifiques contre le vertige.

Hufeland vante la formule suivante :

Pr. Racine de Gayac	2	grammes.
Crème de tartre.	4	—
Sucre blanc	2	—

Faites une poudre. La moitié le matin, l'autre moitié le soir, pendant plusieurs jours.

Un autre médecin allemand guérissait un grand nombre de vertiges par des pilules de sucre de plomb et de térébenthine de Chypre, à la dose de 4 ou 5 grains par jour, pendant plusieurs jours de suite (1).

Le calamus aromaticus (2), la mélisse (3), la valériane (4), sans parler de remèdes beaucoup plus singu-

---

(1) Dictionnaire universelle de médecine de James. Traduction de Diderot, 1748, t. VI, pag. 639.

(2) *Idem.*

(3) Trousseau et Pidoux. Traité de thérapeutique, t. I, pag. 419.

(4) Sandras. Bulletin thérapeutique, 1845, p. 252, t. XXVIII.

liers, et qu'on ne pourrait aujourd'hui mentionner sans provoquer le sourire, ont encore été vantés par des médecins d'un grand nom.

A l'extérieur, bien des topiques ont été aussi préconisés. Voici le liniment du docteur Beck (1).

R. Alcoolat de lavande..... 60 grammes.
Alcoolat de serpolet.... 60 —
Ether sulfurique..... . 8 à 12 gr.

Mêlez par agitation. Faites plusieurs fois par jour des lotions sur le front et les tempes.

Glisson (2) s'est guéri d'un vertige terrible qui durait depuis trois semaines, en se rasant la tête et s'y appliquant un emplâtre fait de fleurs de soufre et de blancs d'œufs.

Si tous ces moyens ont pu être utiles parfois, il est fâcheux que les auteurs n'aient pas indiqué dans quels cas ils avaient réussi ; mais quant à en faire des spécifiques contre le vertige, leur simple rapprochement suffirait à faire tomber cette ridicule prétention, si nous n'étions pas déjà convaincus qu'un accident qui a des sources si variées ne peut avoir de spécifique.

En dehors de la médication dirigée contre les causes prédisposantes et prochaines du vertige nerveux, il y a encore à agir sur les accès, non pas tant pour les dissiper, à la vérité, puisqu'ils disparaissent d'eux-mêmes, en quelques minutes, que pour en prévenir le retour.

Le vertigineux devra éviter avec soin toutes les causes occasionnelles que nous avons signalées, celles surtout, bien entendu, qui ont le plus d'empire sur lui, quelques bizarres qu'elles soient : les sensations vives ou prolongées, les mouvements brusques, la contention d'esprit,

---

(1) Journal des Consultations médicales pratiques, t. XII, 1844-45, p. 247.

(2) Glisson. Dictionnaire de James.

la vacuité ou la surcharge de l'estomac, certains aliments, etc.

Chaque accès vertigineux est comme un appel (observation IVe), pour d'autres accès, entretient la prédisposition et retarde la guérison. De plus, les inquiétudes du malade, malgré toutes les affirmations consolantes et rassurantes, se renouvellent à chaque crise ; c'est pourquoi toutes ces précautions ne doivent pas être négligées.

Si l'on est témoin des accidents, on agira à peu près comme dans la syncope : l'eau froide, passée ou projetée sur la figure ; du vinaigre, de l'eau de Cologne, de l'eau sédative sur le front ou à respirer ; à l'intérieur, quelques gouttes d'éther ou de chloroforme, une petite dose d'eau-de-vie ou de vin généreux, pourront être conseillés comme propres à remettre plus vite le malade. Le repos est quelquefois essentiel à garder pendant quelques heures.

Résumé.

Le vertige, état nerveux tout spécial, peut être produit, en dehors de la pléthore, de l'anémie, des affections organiques cérébrales et des empoisonnements par une multitude de troubles fonctionnels ou morbides des fonctions nerveuses :

Des émotions, des actes intellectuels, des sensations, des mouvements inusités ou antipathiques, des excès de fatigue, de plaisir ou de douleur, divers troubles de la digestion, et surtout la dyspepsie acide, les vers intestinaux, la constipation et la grossesse dégagées de toute complication, les spasmes hystériques ou hypochondriaques, les déplacements de l'utérus, etc.

Accidentels ou *habituels, passagers* ou *à répétition*, les accès vertigineux de cause nerveuse inquiètent beaucoup les malades, sont souvent pris par les médecins, effrayés eux-mêmes, pour des indices d'une grave affection du cerveau. Traités en conséquence par les émissions sanguines, les sétons, etc., ils augmentent au lieu de s'atténuer et deviennent intolérables.

On les reconnaît :

1° A l'absence des symptômes de la pléthore, de l'anémie, des affections organiques cérébrales et des empoisonnements.

2° A la présence de symptômes évidemment nerveux de leur nature.

3° A leurs causes, enfin, qu'il faut surtout s'efforcer de découvrir.

Par suite d'une prédisposition marquée, les vertiges nerveux sont parfois tenaces, sujets à de fréquentes récidives; leur pronostic, néanmoins, sera toujours peu grave.

Leur traitement suit tout naturellement la découverte et l'appréciation de la cause ou des causes qui leur donnent naissance. — Mais ces causes sont souvent compliquées d'éléments matériels. L'anémie surtout se joint très-fréquemment à des troubles nerveux pour amener et entretenir des accès vertigineux.

Nantes, Imprimerie de Mme ve Camille Mellinet.

www.ingramcontent.com/pod-product-compliance
Ingram Content Group UK Ltd.
Pitfield, Milton Keynes, MK11 3LW, UK
UKHW020346180726
13839UKWH00002B/944